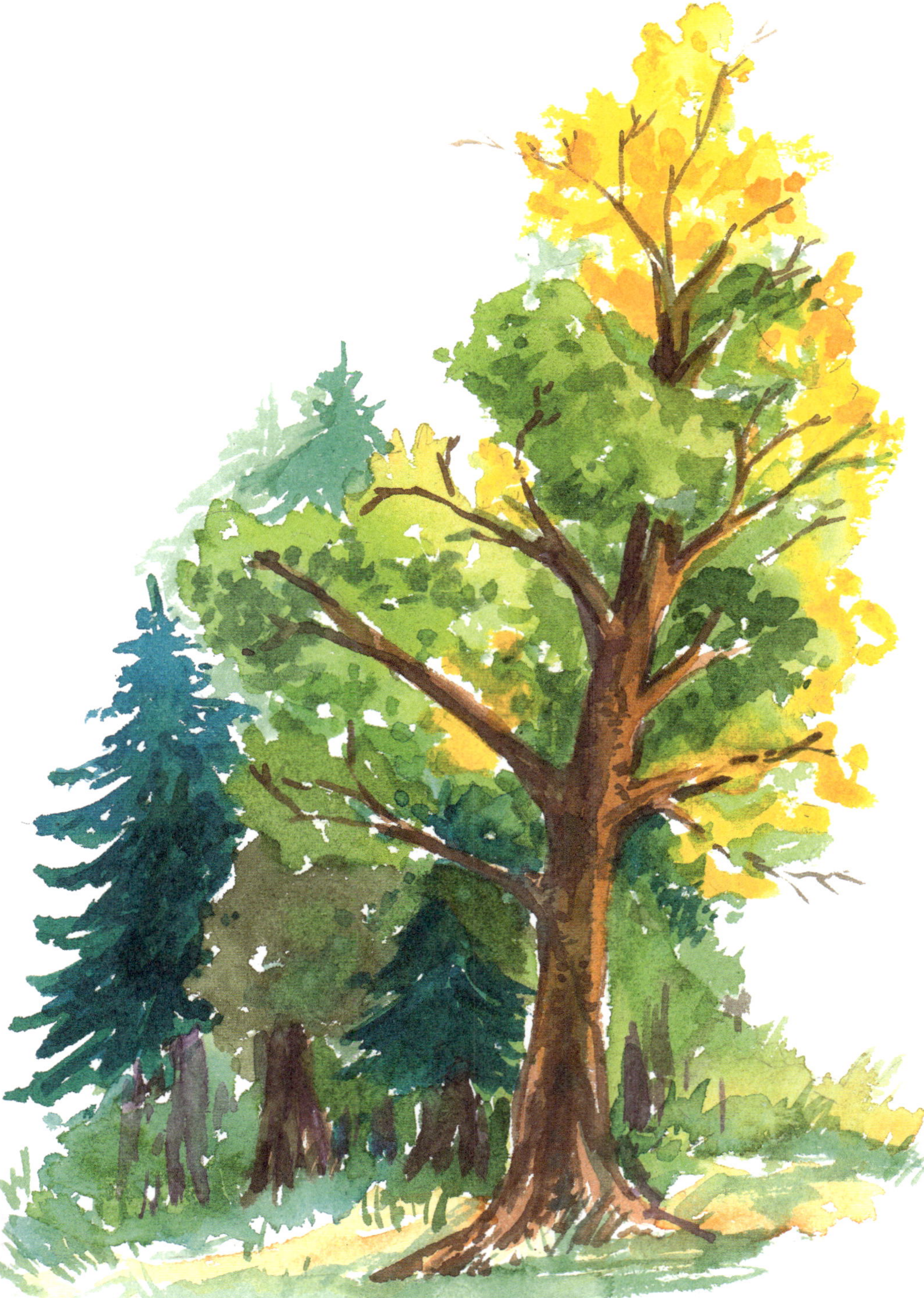

Zeit, die man im Wald verbringt,

ist niemals
verschwendete Zeit.

INHALT

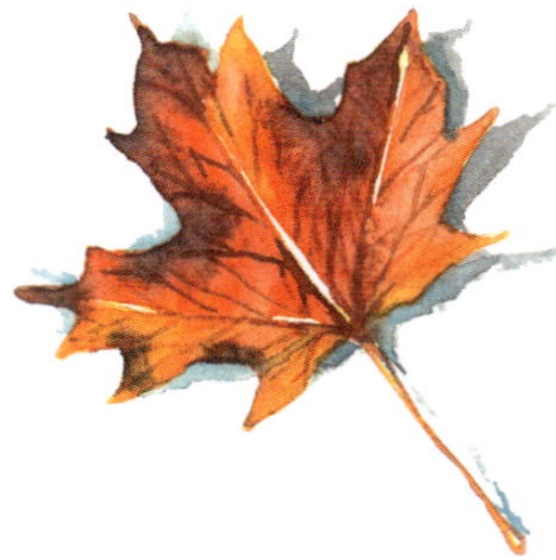

Erlebnistagebuch

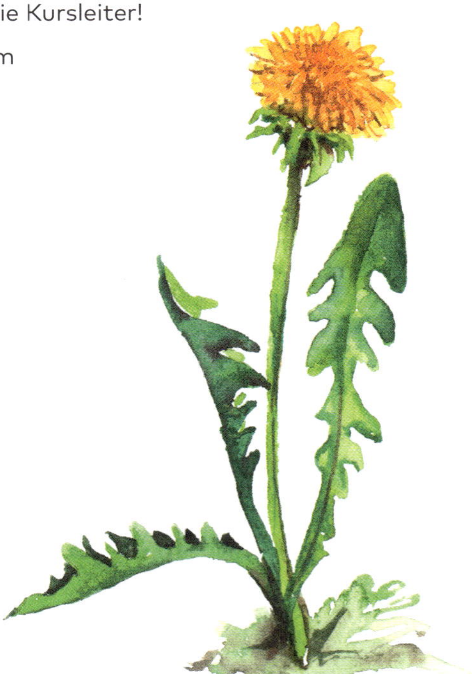

VORWORT

Das vorliegende Buch setzt sich intensiv mit den therapeutischen Möglichkeiten des sogenannten Waldbadens im Kinder- und Jugendalter auseinander. Warum ist das Thema heutzutage so wichtig? In den früheren Generationen vor den vielfältigen digitalen Möglichkeiten verbrachten die Kinder und Jugendlichen deutlich mehr Zeit draußen in der Natur. Dies lag auch an den noch nicht vorhandenen Möglichkeiten der heutigen Generation, sich zu beschäftigen.

In einer groß angelegten Untersuchung zur Gesundheit von über 1.600 Kindern und Jugendlichen des Robert Koch-Instituts (KIGGS-Studie) kam bei der durchgeführten Befragung heraus, dass die durchschnittliche Beschäftigungsdauer je befragtem Kind oder Jugendlichem mit digitalen Medien und TV bei zirka zwei Stunden am Tag liegt. Diese Zeit fehlt heute in der Exploration der eigenen motorischen Fähigkeiten, der eigenen Kreativität und des Trainings der sinnesphysiologischen Fähigkeiten. Die Vielzahl an elektronischen Sinneseindrücken überflutet das sich noch in Reifung befindliche kindliche Gehirn. Der ständige elektronische Input führt zu einer Verarmung der körpereigenen Sinneswahrnehmungen wie Sehen, Hören, Riechen, Tasten, Schmecken und Fühlen. Und hier setzt das Waldbaden an: als eine Art Rückführung zu den Basisqualitäten der Sinnesphysiologie. Den Wald auf Youtube betrachtet, ist ein anderes Erleben, als mitten im Wald zu stehen. Dazu kommen die heutigen technischen Möglichkeiten. Die ersten Häuser entstehen im 3-D-Drucker, aber wie ist es, sich aus Ästen und Zweigen ein eigenes „Haus" zu bauen? Somit ist das Waldbaden quasi ein „Back to the Roots". Es ist ein Riesenunterschied, sich Laub zu ertasten, als sich auf anderen digitalen Medien über die Blätter im Park zu unterhalten.

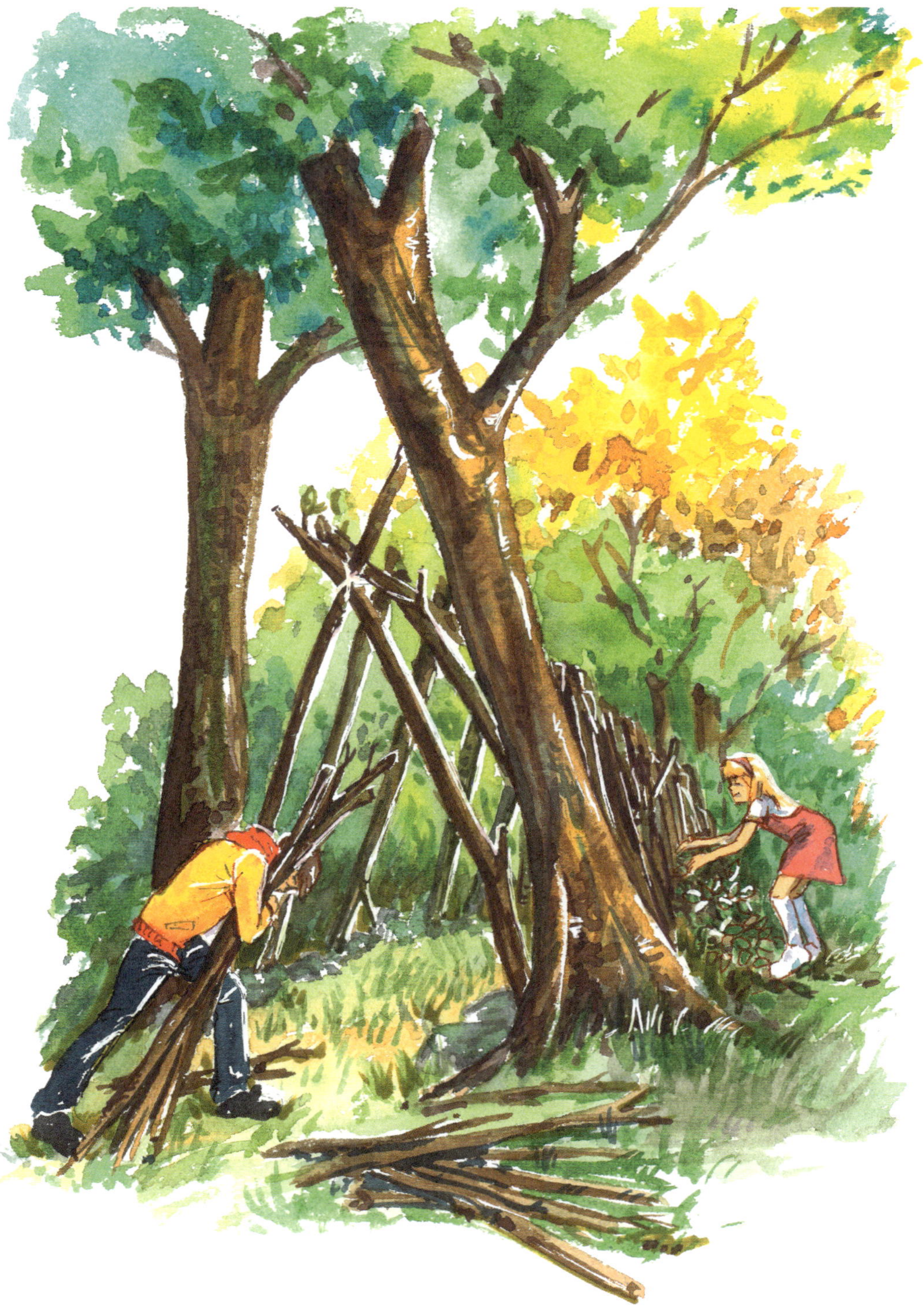

Auch die psychosomatischen und psychischen Erkrankungen im Kindes- und Jugendalter nehmen stetig zu. Eine Vielzahl an Erkrankungen geht als Begleiterscheinung mit einer veränderten eigenen Körperwahrnehmung (Anorexie, ADHS, Adipositas, Depression und Burn-out) einher. Die in diesem Buch gezeigten Möglichkeiten des Waldbadens sollen eine zusätzliche Unterstützungsfunktion bieten, das eigene Körpergefühl wieder besser wahrzunehmen bzw. unter Anleitung zu erlernen und zu erfahren.

Ein weiteres großes Problem stellt zunehmend die Stressverarbeitung und -wahrnehmung dar. Durch die kontinuierliche Zunahme der Inanspruchnahme sowohl in der Schule als auch in der Freizeit geht wertvolle Zeit in der Stressregulation verloren.

Das Übermaß an Förderung führt zu einer stetigen Überförderung und Überforderung der Kinder und Jugendlichen. Hier soll das Waldbaden eine Möglichkeit bieten, den Stress zu regulieren und auch Freiräume zu schaffen, für sich zu sein. Ein Organismus im Dauerstress ist langfristig nicht leistungsfähig. Waldbaden kann hier dazu beitragen, wichtige körpereigene Ressourcen zu schonen und wieder die körperliche Leistungsfähigkeit ins Gleichgewicht zu bringen. Ein weiterer wichtiger Aspekt ist die Achtsamkeit. Nur der achtsame Umgang mit sich selbst führt auch dazu, sensibilisiert zu sein in der Achtsamkeit anderen und der Natur gegenüber. Wer lernt den Wald zu respektieren und die damit verbundene Natur und Tierwelt, der wird auch achtsam mit seiner Umgebung umgehen können. Rücksicht ohne zu zerstören will gelernt sein. Und was Hänschen nicht lernt, lernt Hans bekanntermaßen nimmermehr.

Der Respekt vor dem Leben ist ein wichtiger Faktor in der Sozialisierung des Individuums. Dem zunehmend respektlosen Umgang im zwischenmenschlichen Bereich kann durch das Waldbaden ein Gegenpol gesetzt werden. Hier lernt man wieder, im Einklang mit sich selbst und der Natur zu sein. Nur wer in sich selbst ruht, kann Ruhe weitergeben und besonnen handeln. Diese Regulationsfähigkeit geht ebenfalls verloren und macht sich im täglichen Miteinander in vielen Bereichen bemerkbar. Die Zunahme des Mobbings sowohl in der Schule als auch in den Peergroups ist dadurch gekennzeichnet, dass die Grenzen des Gegenübers nicht respektiert werden. Und ohne Regeln und Respekt wird eine Gesellschaft regel- und respektlos.

Heutzutage ist die eigene Schwäche ein großes Problem. Man darf keine mehr nach außen zeigen und man kennt seine eigenen Stärken und Schwächen nicht mehr. Hier soll das Waldbaden unterstützen, die eigenen Stärken und Schwächen besser einschätzen zu können. Nur wer diese kennt, kann maßvoll damit umgehen. Nur wer sich dieser selbst bewusst ist, kann sie auch an anderen wahrnehmen.

Das vorliegende Buch soll dazu beitragen, ein sinnvolles Konzept an die Hand zu bekommen, um den daran teilnehmenden Persönlichkeiten wieder einen Freiraum der Erholung und des Sich-selber-Entwickelns zu eröffnen und aufzuzeigen. Seien Sie achtsam mit sich selbst und der Natur.

Dr. med. Claus Schott
Facharzt für Kinder- und Jugendmedizin

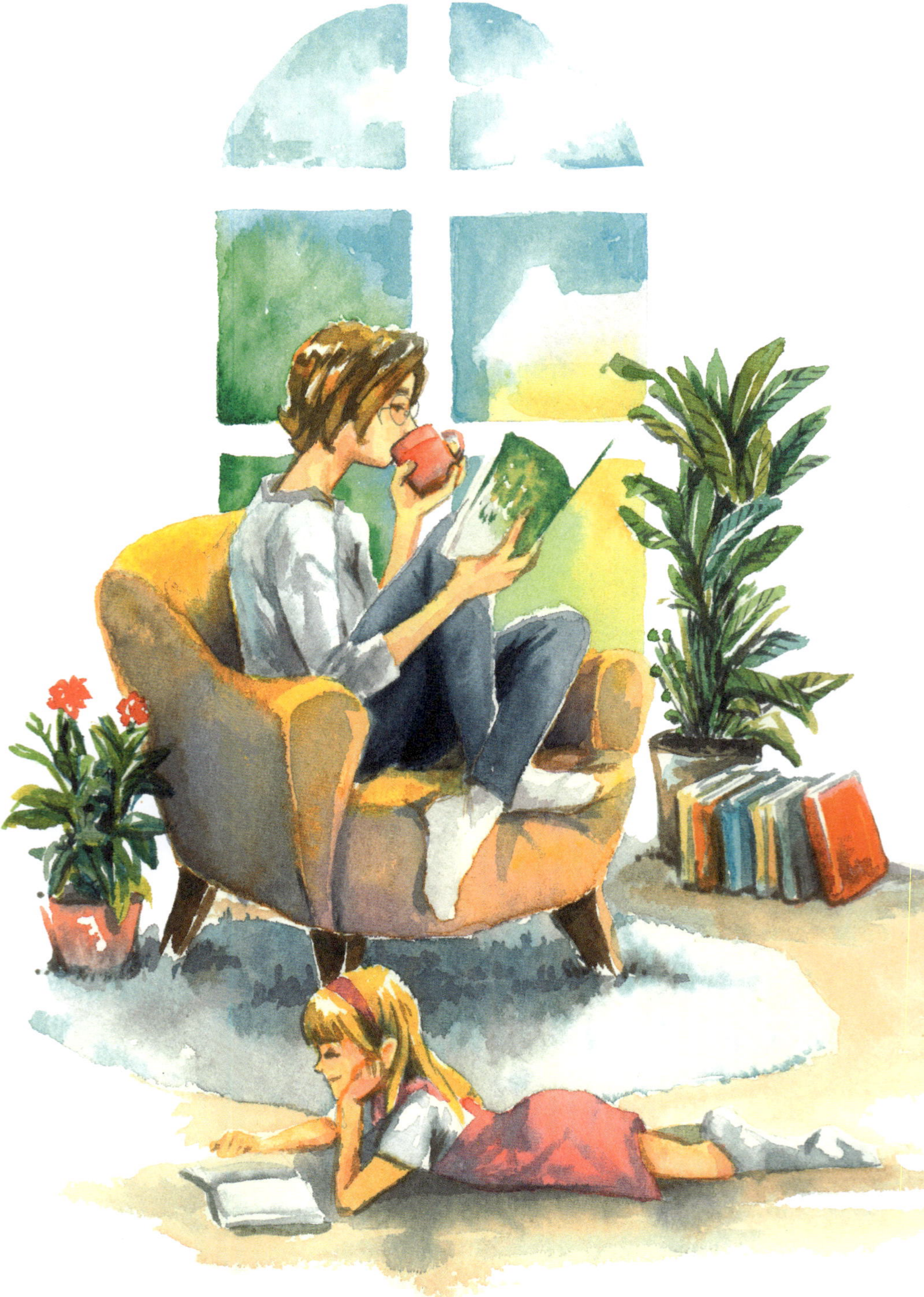

WARUM WALD-BADEN NICHT EINFACH NUR IN DEN WALD GEHEN IST UND WAS MAN MACHEN KANN, DAMIT DIE KINDER SPASS HABEN

Beim Lesen der Kapitelüberschrift könnte man sich fragen: Wozu braucht man beim Waldbaden Theorie? Reicht es nicht, wenn wir in den Wald gehen und gemeinsam seine zauberhafte Welt entdecken? Theoretische Abhandlungen erleiden oft das Schicksal, dass sie überlesen werden. Wer mag sich schon auf staubtrockene Grundlagen einlassen, wenn draußen das Abenteuer lockt? Allerdings könnte sich das im Nachhinein als Fehler erweisen, denn es gibt das Kind oder den Jugendlichen schlechthin nicht. Damit das Waldbaden für alle ein Erfolg wird, ist es wichtig, sich vorab mit den Besonderheiten und Unterschieden zu beschäftigen. Dieses Kapitel dient daher als Vorbereitung für einen entspannten Aufenthalt im Wald.

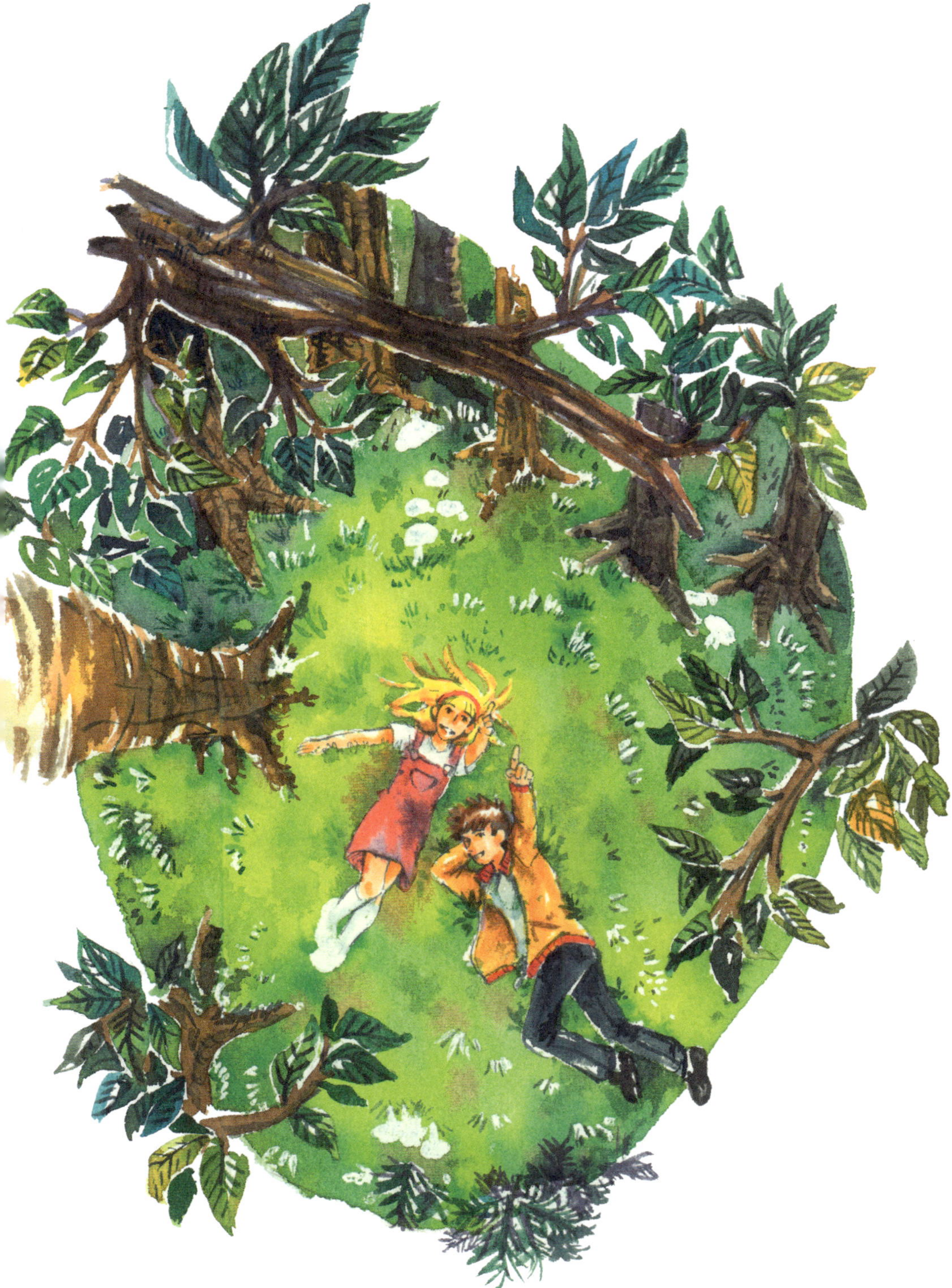

WARUM DIESES BUCH?

Väter und Mütter wissen: Je nach Altersstufe haben die Kinder und Jugendlichen recht verschiedene Wünsche und Bedürfnisse. Außerdem reagieren sie auch emotional sehr unterschiedlich. Es ist hilfreich, wenn man die Ursachen dafür kennt. Dieses Buch wendet sich an alle, die das Waldbaden für Eltern und Kinder zu einem unvergesslichen Erlebnis machen wollen. Das ist eine Aufgabe, die nicht zu unterschätzen ist. Damit beim Waldbaden die gewünschte Wirkung entstehen kann, ist es wichtig, die unterschiedlichen Bedürfnisse aller Teilnehmenden zu kennen und darauf einzugehen. Besonders den Kindern und Jugendlichen die Natur näherzubringen, erfordert Know-how, Engagement und Herzblut – die bloße Liebe zur Natur reicht leider nicht aus.

Die kindliche Entwicklung erfolgt in Stufen, deren Kenntnis vieles erleichtert. Die Natur bietet eine Vielzahl von Freiheiten, die von Heranwachsenden, je nach ihrem Alter, unterschiedlich bewertet werden. Es ist wichtig, dass sich die Erwachsenen im Vorfeld mit einigen theoretischen Grundlagen beschäftigen, wenn sie die Effekte des Waldbadens erlebbar machen wollen.

Wenn Eltern oder andere Begleiter sich darauf einstellen, dass Kinder ungewohnte Situationen ganz unterschiedlich beurteilen, sind sie immer auf der sicheren Seite. Da in der heutigen Zeit viele der Heranwachsenden an einer Naturentfremdung leiden, ist es sinnvoll, auf diesen Aspekt sensibel einzugehen. Nicht jedes Kind findet den Aufenthalt im Wald toll. Die stattfindenden Naturbegegnungen sind ein Balanceakt von Aktivität und Achtsamkeit. Die Wahrnehmung als sinnliche Annäherung macht die Natur erlebbar. Körperliche Erfahrungen bieten die Möglichkeit persönlicher Freiheit, die einen entsprechenden Rahmen braucht. Es liegt an den Erwachsenen, Achtsamkeit, Kreativität, Phantasie und Spiel altersgerecht miteinander zu verknüpfen. Dieses Buch soll dabei helfen und bietet daher für Eltern und Kinder viele praktische Anreize. Die Persönlichkeit von Kindern und Jugendlichen wird nicht nur durch den Umgang mit anderen Menschen, wie Eltern, Lehrern und Erziehern, sondern auch durch die Einflüsse der Umwelt geformt. Eine wesentliche Rolle spielen dabei die Erfahrungen, welche die Heranwachsenden durch Erlebnisse in der Natur machen. Darum ist es wichtig, diese positiv zu gestalten. Verlässliche Bezugspersonen sind dabei eine grundlegende Voraussetzung für den bleibenden Erfolg. Werden diese Erfahrungen in einem sicheren und verantwortungsbewussten Rahmen gemacht, dann kann sich eine Naturliebe entwickeln, die ein Leben lang anhält.

Den Kindern die Natur näherzubringen, ist eine schöne und dankbare Aufgabe. Aber niemand hat behauptet, dass es auch immer einfach ist. Wer einmal mit mehr als zwei Kindern gleichzeitig im Wald war, der wird das bestätigen.

Was Waldbaden den Kindern bringt

Das Kindes- und Jugendalter ist von besonderer Bedeutung für die Gesundheitsförderung und Krankheitsprävention. Hier werden entscheidende Grundlagen für das Gesundheitsverhalten gelegt, die bis ins Erwachsenenalter wirken. Angesichts steigender körperlicher und psychischer Probleme bei Kindern und Jugendlichen muss diese Altersgruppe stärker in den Fokus der Prävention rücken.

Grundsätzlich lassen sich mehrere Erfolge aufzählen, die man im Alltag feststellen kann, wenn man mit den Kids Waldbaden praktiziert. Die gesundheitlichen Effekte von Wald und Natur werden weltweit erforscht. Die Hauptpublikationsorte sind Japan, Korea, die skandinavischen Länder, England, die USA und Australien. Inzwischen wird aber auch in vielen weiteren Ländern an der Erforschung des Themas gearbeitet.[(1)]

- Sie können sich besser konzentrieren.
- Sie werden von Mal zu Mal ruhiger.
- Sie sind weniger gestresst.
- Sie können ihre Impulse und Emotionen besser kontrollieren.
- Sie werden selbstbewusster.
- Sie können mit schwierigen Gefühlen und Situationen besser umgehen.
- Sie können sich in andere besser einfühlen und werden emphatischer.
- Sie können Konflikte besser lösen.

Diese positiven Effekte entstehen, weil die achtsamkeitsbasierten Übungen des Waldbadens auf Struktur und Funktion des Gehirns wirken. Im Gehirn von Heranwachsenden werden synaptische Verbindungen schneller auf- und abgebaut als bei Erwachsenen, daher sind die Effekte besonders nachhaltig.

Achtsamkeit beim Waldbaden beeinflusst beide Hemisphären des Gehirns positiv und lässt sie rege miteinander interagieren. Beispielsweise wird durch die Atemmeditation und den Body-Scan die Körperwahrnehmung gefördert. Der Hippocampus, ein Teil des limbischen Systems, wacht über die emotionale Erregbarkeit. Er wird durch das Stresshormon Cortisol beeinflusst. Der präfrontale Cortex, die Hirnrinde, die hinter der Stirn liegt, wird bei Achtsamkeit aktiv. Hier werden Alltagsaktivitäten organisiert und Entscheidungen getroffen. Durch die Verstärkung des Cortex kommt es zu ausgewogeneren Reaktionen. Ein Teil des Cortex, die Insula, ist für die Entstehung von Empathie und Mitgefühl zuständig.

Die Achtsamkeit, die beim Waldbaden gelehrt und entwickelt wird, bildet so eine wichtige Voraussetzung für Zuneigung, Liebe und Einfühlungsvermögen im späteren Leben.

Das Entwicklungsstufenmodell von Kindern und Jugendlichen nach Piaget

Eine Hilfestellung für den Umgang mit Kindern und Jugendlichen bietet das Entwicklungsstufenmodell nach Piaget. Jean Piaget lebte von 1896 bis 1980 und war ein Schweizer Biologe. Er gilt als Pionier der kognitiven Entwicklungspsychologie sowie Begründer der genetischen Epistemologie.[(2)] Als er seine eigenen Kinder beobachtete und auf die altersspezifischen Merkmale achtete, gewann er Erkenntnisse über den Zusammenhang zwischen dem kindlichen Denken und der dazugehörigen Entwicklungsphase. Er untersuchte die kindliche Logik mittels empirischer Beobachtungen während natürlicher Verhaltensabläufe. Statt auf Experimente und spezielle Versuche, wie es im Allgemeinen in der Psychologie üblich ist, stützte er sich auf seine Beobachtungen.

Aus den gewonnenen Erkenntnissen seiner vielfältigen Beobachtungen entstand Piagets ›Modell der vier Entwicklungsstufen‹.

Diese Phasen durchläuft jeder Mensch im Rahmen seiner kognitiven Entwicklung. Wahrnehmung, Lernen, Erinnern und Denken verändern sich dabei entscheidend. Nach Piaget ist die Entwicklung der menschlichen Erkenntnis- und Informationsverarbeitung in allen Kulturen gleich.

Jede Stufe weist charakteristische Merkmale auf, die sich von der nächsten unterscheiden. Besonders wesentlich ist jedoch, dass das Denken von Kindern und Jugendlichen in jeder der Entwicklungsphasen von dem eines Erwachsenen abweicht. Was für einen Erwachsenen logisch und vernünftig ist, erscheint einem Kind oder Jugendlichen oft ganz anders. Die Stufen bauen wie bei einer Treppe aufeinander auf. Dabei sind die Übergänge jedoch fließend. Das jeweilige Lebensalter ist kein Garant für die Zuordnung.

Nach Piaget haben vier Faktoren einen Einfluss auf die kognitive Entwicklung. Es handelt sich dabei um die Reife, die aktive Erfahrung, die soziale Interaktion und das Streben nach Gleichgewicht.

Die erste Stufe der Entwicklung wird sensomotorische Phase genannt. Sie sagt aus, dass die Kinder sinnliche Erfahrungen mit ihren Bewegungen verknüpfen. Das betrifft das Alter von 0 bis 2 Jahren und ist für das eigentliche Waldbaden weniger relevant, da solche kleinen Kinder ständig unter elterlicher Aufsicht stehen werden.

Kindergartenalter und Kleinkindalter

Mit etwa vier Jahren beginnt die Phase des Egozentrismus. Das Kind geht davon aus, dass seine Wahrnehmung die einzig richtige ist. Wer sich auf dieser Stufe befindet, ist nicht in der Lage, die Sichtweise anderer zu übernehmen. Dabei darf man Egozentrismus nicht mit Egoismus verwechseln. Kinder in diesem Alter sind unfähig, den Standpunkt eines anderen Menschen einzunehmen. Appelle an Logik oder Vernunft sind hier völlig fehl am Platze. Das Kind ist auf die eigene Betrachtungsweise beschränkt und nicht in der Lage, sich in eine andere Person hineinzuversetzen. Es geht sogar davon aus, dass andere die Dinge ebenso sehen wie es selbst. Außerdem kann es mit seiner Aufmerksamkeit nur auf ein Merkmal oder einen Aspekt achten.

Die körperlich-motorische Entwicklung der Kinder kann in dieser Phase sehr unterschiedlich sein. Das trifft sowohl auf die Grob- als auch auf die Feinmotorik zu. Die Bewegungskoordination ist selbst bei Gleichaltrigen oft verschieden ausgeprägt. Beim Klettern, Laufen, Springen und Werkeln sind manche Kinder bedeutend geschickter als andere.

Mit zunehmender Reife vollzieht sich ein Wandel im Denken. Erlangen Kinder die Erkenntnis, dass andere Personen eine andere Gedankenwelt haben, sind sie in der Lage, sozial zu denken und zu handeln. Dabei hat die Übernahme von Perspektiven oder Rollen einen großen Stellenwert. Dadurch entsteht die Fähigkeit, Empathie zu empfinden. Das Kind kann trösten, teilen, helfen.

Gleichzeitig findet eine Entwicklung statt, die von Piaget als ›moralischer Realismus‹ bezeichnet wird. Die Kinder sehen Regeln und Vorschriften, die zu Hause oder im Kindergarten gelten, als universell an. Was dort als richtiges Verhalten gilt, das ist überall gültig. Die Bewertung von Handlungen erfolgt jedoch nicht nach den Absichten, sondern nach den Konsequenzen. Sie unterscheiden also nicht, ob etwas richtig oder falsch ist, sondern ob sie für etwas ein Lob erhalten.

Die soziale Entwicklung schreitet ebenso wie die emotionale Entwicklung mit unterschiedlicher Geschwindigkeit voran. Auseinandersetzungen oder gemeinsames Handeln mit Gleichaltrigen, wie sie bei Gruppenaktivitäten vorkommen, bedürfen gewisser sozialer Erfahrungen und einer entsprechenden Reife. Als Ausdruck eines Bedürfnisses werden meist Emotionen eingesetzt. Damit werden aber auch oft Ereignisse verarbeitet.

Soll das Waldbaden für Kindergartenkinder den geplanten Effekt haben, so muss diese Entwicklungsstufe unbedingt beachtet werden. Die vorgesehenen Übungen dürfen die Kinder nicht überfordern. Sie sollen Spaß machen und Erfolgserlebnisse schaffen (siehe Altersanmerkungen bei den Praxisbeispielen).

Für eine gesunde körperliche Entwicklung brauchen Kinder Körpererlebnisse und Sinneserfahrungen. Beim Waldbaden lassen sich beispielsweise verschiedene Körperpositionen und Fortbewegungsarten ausprobieren. Der Wald eignet sich zum Laufen, Klettern, Springen, Kriechen, Hüpfen, Rutschen. Auch das Halten, Verlieren und Wiederherstellen des Gleichgewichts, wie man es beim Balancieren erleben kann, ist eine gute Übung. Der Wechsel von Anspannung und Entspannung sollte dem natürlichen Bewegungsdrang entgegenkommen.

Kinder in diesem Alter fragen viel und wollen möglichst alles wissen. Allerdings verlangen Kinderfragen nicht immer eine Antwort. Waldbaden ist keine Lehrstunde im herkömmlichen Sinne. Jedoch sollten die Fragen nicht ignoriert oder abgetan werden. Hier eignet sich oft ein Gespräch mit Gegenfragen. Oder die gemeinsame Suche nach Antworten, die eine Aufforderung enthalten, zu überlegen, „wie das gehen kann". An so einer Unterhaltung haben die Kinder erfahrungsgemäß viel Spaß.

Eine neue und unbekannte Umgebung, wie sie der Wald für einige Kinder vielleicht ist, erscheint unheimlich. Die Sorge „Was ist, wenn nun ein Wolf kommt und mich frisst?" drückt ein Gefühl aus, das unabhängig von einer äußeren Bedrohung besteht. Die Angst vor Räubern oder Monstern, die hinter den Bäumen lauern könnten, ist für Erwachsene nicht immer leicht nachzuvollziehen, sollte aber ernst genommen werden. Es fällt Kindern leichter, mit Ängsten umzugehen, wenn sie darauf angesprochen werden. Die einfache Frage „Wovor hast du denn Angst?" ermöglicht es den Kindern, ihre Sorgen zu benennen und sie mit anderen zu teilen.

Wut ist ein Gefühl, das bei Kindern in dieser Entwicklungsphase häufig auftreten kann. Das Bedürfnis, sich aktiv gegen echte oder vermeintliche Angriffe verteidigen zu müssen, ist angeboren. Ob sich diese Emotion in Gewalt entlädt, hängt von der Erziehung und der Reife der Kinder ab. Hier sind die Erwachsenen gefragt, um die nötige Unterstützung zu geben, damit Konflikte ohne Aggression gelöst werden können.

Realität und Phantasie liegen bei Vorschulkindern oft nahe beieinander. Jetzt wird schon mal geschummelt oder geflunkert. Als Lügen sollte man das nicht ansehen, denn dazu gehören Einfühlung, Handlungsplanung und vorausschauendes Denken als notwendige Kompetenzen. Kinder im Kindergartenalter besitzen oft eine reichhaltige Phantasie. Das Erfinden von Geschichten gehört zum Spielverhalten. Puppen können sprechen, ein Stein kann ein Tier sein und eine fremde Frau eine Hexe. Den Kindern fällt es schwer, die äußere Realität von der inneren Realität ihrer Vorstellung zu trennen. Das tatsächlich Geschehene stimmt dabei nicht mit dem Vorgestellten oder Gewünschten überein, wird aber als vorhanden angenommen.

Besonders wenn von den Erwachsenen die Erklärung für ein sogenanntes Fehlverhalten eingefordert wird, greifen die Kinder zu „ihren eigenen" Erklärungen. Das bedeutet im Grunde genommen nichts anderes, als dass das Kind einen Regelverstoß erkannt hat. Die „Notlüge" entspringt dem Wunsch, es dem Erwachsenen recht machen zu wollen.

Für die Übungen während des Waldbadens gilt: In diesem Alter sind die Kinder oft sehr beweglich, verfügen aber meist nur über geringe Muskelkraft. Sinnvoll ist es, verschiedene Gangarten auszuprobieren. Kleine Sprünge und Gleichgewichtsübungen im Stand werden auch gern ausgeführt. Besonders gut sind Übungen, bei denen die Kinder mit einem Gegenstand auf dem Kopf oder in den Händen laufen, barfuß auf verschiedenen Untergründen gehen oder das richtige Abrollen des Fußes üben. Greifspiele mit den Füßen sind ebenfalls gut geeignet. Lockerungsübungen von Schultern und Nacken sollten nicht plötzlich und heftig erfolgen. Zu starke Bewegungen der Bauch- und Beckenmuskulatur sowie kräftiges Rückbeugen sind zu vermeiden.

Grundschulalter

Im Grundschulalter sind Kinder ungefähr 6 bis 12 Jahre alt. Die Kinder können jetzt Situationen aus mehreren Blickwinkeln betrachten und beurteilen. Sie entwickeln ein logisches Verhältnis zu ihrer Umwelt.
In der Psychologie bezeichnet man diese Entwicklungsstufe mit dem Verständnis von Invarianz. Als Beispiel wird oft folgendes Experiment herangezogen: Wasser aus einem breiteren Gefäß wird in ein dünneres Gefäß geschüttet. Durch den höheren Wasserspiegel erscheint die Menge im dünnen Gefäß mehr. Beurteilt ein Kind diese Situation nach der Logik, so erkennt es, dass sich die Menge nicht verändert hat, sondern gleich geblieben ist, obwohl die Wahrnehmung eine andere ist.

Das Vermögen, unrealistische Annahmen nachzuvollziehen, bereitet den Kindern unterschiedliche Schwierigkeiten.

Sie beherrschen aber in dieser Phase bereits das hypothetisch-deduktive Denken. Darunter versteht man die Fähigkeit, aus zwei wahren Annahmen eine dritte, daraus abgeleitete Annahme als wahr anzuerkennen. Gilt die Aussage „Alle Vögel haben Federn" ebenso als wahr wie „Mein Kanarienvogel Hansi ist ein Vogel", dann folgt als Ableitung „Hansi hat Federn".

Die Jahre zwischen 6 und 12 sind für die Kinder ein besonders erlebnisreicher Abschnitt. Der Beginn der Schulzeit ist für viele eine große Umstellung. Das Einschulungsalter ist so gewählt, dass es in eine Phase trifft, in der die Kinder immer eigenständiger die Welt erkunden wollen. Die Schule unterstützt diesen Drang und bietet ihnen Zugang zu neuem Wissen. Während zuvor das Lernen oft über Versuch und Irrtum stattfand, erhält das gesprochene Wort eine größere Bedeutung. Gleichzeitig lernen die Kinder, sich über geschriebene Sprache Wissen und Informationen anzueignen.

In der körperlichen und motorischen Entwicklung nähern sich die Schulkinder mit zunehmender Reife den Erwachsenen an. Sie verlieren ihr oft niedliches Kindchenschema und erleben abwechselnde Phasen von raschem oder eher langsamem körperlichen Wachstum. Zwischen dem 6. und 9. Lebensjahr wachsen die Kinder meist mehr in die Länge als in die Breite und wirken dadurch schlaksig. Daran schließt sich eine Phase an, in der das Wachstum nachlässt und das Gewicht zunimmt. Im Allgemeinen zeigen die Kinder aber noch eine ausgeprägte Bewegungslust. Die Begeisterung für ziel- und wettbewerbsorientierte Bewegungsspiele nimmt zu. Auch komplizierte motorische Herausforderungen werden gern angenommen, da sich die Augen-Hand-Koordination ständig verbessert. Auf diese Veränderungen kann man mit den entsprechenden Übungen beim Waldbaden eingehen.

Spiele in dieser Altersgruppe haben eine Funktion für die Lebensbewältigung. Hierbei kann man drei Bereiche unterscheiden: Einmal geht es um das Verarbeiten von Erlebtem. Probleme und Alltagssituationen werden im Spiel so wiederholt, dass das Kind die aktive Rolle übernimmt. Als Beherrscher der Situation kann es Erlebtes nachvollziehen und so beispielsweise auch unangenehme Situationen verarbeiten. Eine zweite Dimension übernimmt das Ausleben von Phantasie und unrealistischen Wünschen. Im Spiel können Kinder alles sein. Je nachdem, was sie sich wünschen oder vorstellen, sind sie Held, Pirat, Prinzessin oder Prinz. Sie sind groß und stark und können erleben, was ihnen sonst verboten ist. Dabei proben sie auch oft zukünftige Rollen: Tänzer, Sänger oder Forscher. Es kann aber drittens auch eine Gegenreaktion auf den Sozialisationsdruck und den Zwang der Wirklichkeit sein. Nicht umsonst ziehen die Bücher von Jules Verne, in denen oft Kinder eine Hauptrolle spielen, auch heute noch junge Leser in den Bann. Eine einsame Insel aufsuchen, tief unter die Meeresoberfläche tauchen oder zum Mond fliegen. In diese Welt haben die Erwachsenen keinen Zutritt oder spielen nur eine Nebenrolle.

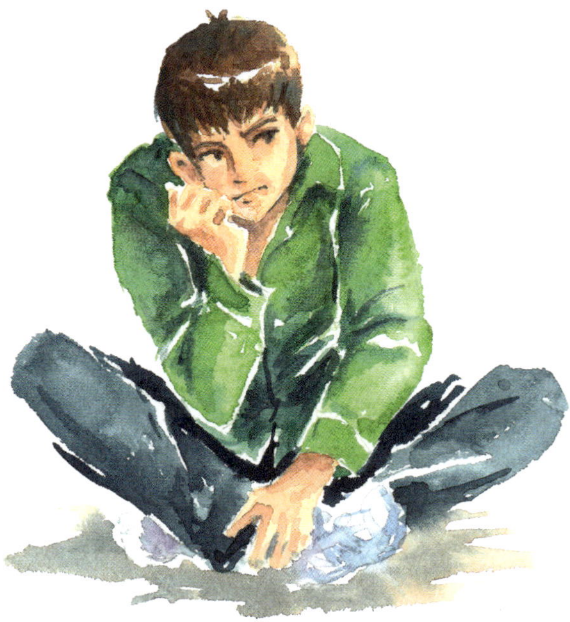

Der Umgang mit Gleichaltrigen bekommt bei Schulkindern einen immer höheren Stellenwert. Schulkinder wählen sich ihre Freundschaften allein aus, während bei Kindergartenkindern die Spielgemeinschaften durch die Eltern arrangiert werden. Durch das Zusammensein mit Freunden und Klassenkameraden erwerben die Kinder soziale Kompetenzen. Noch stellen sie die Argumente und Vorschläge von Erwachsenen eher selten in Frage. Untereinander sieht das anders aus. Gemeinsam werden Spielregeln oder Interpretationen ausgehandelt. Wird man sich nicht einig, dann geht man ohne Einigung auseinander, wenn die Situation das ermöglicht. Erlaubt die Lage das nicht, weil man beispielsweise als Gruppe zusammenbleiben muss, kann es sein, dass manche sich verweigern.

Mit zunehmendem Alter gewinnen Personen, die nicht direkt zur Familie gehören, Einfluss auf die Kinder. Es ändert sich auch die Einstellung zur eigenen Person nach und nach grundlegend. Die Kinder begreifen sich mit zunehmender Reife nicht mehr als Zentrum der Welt, sondern suchen den Vergleich und den Wettbewerb untereinander. Sie beginnen, ihre Fähigkeiten realistisch einzuschätzen. Manchmal kommt es dabei auch zu Enttäuschungen über das eigene Selbst. Die sozialen Beziehungen sind vielfältig und nicht immer leicht zu bewältigen. Man muss sich unter Gleichaltrigen behaupten, Erwachsenen meist unterordnen und sich in der Schule frei äußern, aber gleichzeitig anpassen. Das ist eine große Herausforderung für die Kinder.

Das ideale Waldbaden für Kinder dieser Altersstufe orientiert sich an ihren Fähigkeiten, ohne sie zu unterfordern oder zu langweilen (siehe Altersanmerkungen bei den Praxisbeispielen). Ein Kind in diesem Alter will zeigen, dass es etwas kann. Es möchte erst genommen und als Persönlichkeit akzeptiert werden. Grundschulkinder arbeiten gern mit anderen zusammen, wollen aber ihre Partner bei Gemeinschaftsprojekten selbst bestimmen. Sie folgen nicht ohne weiteres den Aufforderungen der Erwachsenen, wenn sie der Meinung sind, dass die Chemie der Gruppenzusammensetzung nicht stimmt. Die Kinder haben konkrete Vorstellungen, wer aus ihrem Umfeld zu ihnen passt und wer nicht. So kann es schon mal vorkommen, dass lautstark verkündet wird: „Mit dem Kind will ich nicht in einer Gruppe sein!" Hier ist Fingerspitzengefühl gefragt, um zu einer Lösung, mit der alle leben können, zu finden.

Der Alltag in der Schule verlangt von den Kindern, dass sie ihre Interessen vertreten und gleichzeitig lernen, mit gegenseitigen Übereinkünften umzugehen. Beim Waldbaden gibt es Übungen für Gruppen oder solche, die paarweise durchgeführt werden. Nicht immer können ideale Teams gebildet werden. Ohne Kompromisse wird es auch hier nicht abgehen. Dabei ist es hilfreich, wenn die Kinder das Zutrauen spüren, kleinere Konflikte ohne die Hilfe der Erwachsenen zu lösen. Statt einzugreifen oder als Schiedsrichter zu fungieren, ist es oft sinnvoll, sie eigene Ideen entwickeln zu lassen. Wenn Probleme nicht auf diese Art zu lösen sind, dann ist es natürlich unabdingbar, dass sich die Erwachsenen einschalten. Zuvor sollten Kinder jedoch die Möglichkeit erhalten, durch Versuch und Irrtum Erfolg und Misserfolg zu lernen. Das fördert die Frustrationstoleranz, die bei vielen Kindern heutzutage nicht stark ausgeprägt ist.

Der Solozeit während des Waldbadens kommt eine besondere Rolle zu. Kinder in diesem Alter lieben freie Zeit zum Spielen, auch wenn sie es oft nicht zugeben. Fast alle genießen es, einmal ohne Anleitung zu sein. Aus einer scheinbaren Langeweile entstehen dabei die besten Ideen. Jungen und Mädchen entwickeln so häufig individuelle Vorlieben, die sie ohne geschlechtsspezifische Wertung ausleben sollten. Es ist ihnen egal, ob ein Mädchen sich schmutzig macht oder ein Junge Angst vor Regenwürmern hat.

Für die Übungen während des Waldbadens gilt: Schulkinder können weitaus mehr Übungen durchführen als jüngere Kinder. Trotz steigender Kräftigung der Muskulatur haben sie noch eine recht biegsame Knochenstruktur. Die Handgelenke beginnen um das 6. Lebensjahr zu verknöchern, daher sollte man sie nach Schulbeginn noch nicht zu sehr beanspruchen. Am Ende der Pubertät ist dann das gesamte Knochensystem ausgereift, kann jedoch nicht so stark wie bei Erwachsenen belastet werden.

Kinder im Schulalter lieben Bewegungsspiele mit einem leichten Wettbewerbscharakter. Dabei können sie kreativ werden und ihren natürlichen Bewegungsdrang ausleben. Besonders gern werden Spiele angenommen, die eine angemessene Herausforderung darstellen. Dazu gehören Stopp- und Reaktionsspiele oder Aufgaben, die mit Ziehen und

Schieben oder Balancieren und Laufen zu tun haben. Bewegungsaufgaben haben vor allem bei jüngeren Schulkindern einen hohen Stellenwert. Es ist besonders motivierend, wenn die Erwachsenen dabei mitspielen.

Die körperliche Geschicklichkeit beeinflusst in diesem Alter stark das Selbstwertgefühl der Kinder. Wer von sich glaubt, dass er plump und ungeschickt ist, zieht sich gern von körperlichen Aktivitäten zurück. Das hat leider zur Folge, dass sich eine mögliche Ungeschicklichkeit durch die mangelnde Übung verstärkt. Beim Waldbaden finden sich viele unterschiedliche Möglichkeiten zur Bewegung, die garantieren, dass auch unsichere Kinder auf ihre Kosten kommen.

Um den Körper zu entspannen, können verschiedene Atemübungen durchgeführt werden. Sie steigern die Konzentration und die geistige Leistungsfähigkeit im Alltag. Es macht Sinn, auf ein ausgewogenes Verhältnis von Bewegung, Sprache und Denken zu achten.

Jugendalter

Im Alter von 12 bis 15 Jahren kommen die Heranwachsenden in die ›Phase der formalen Operationen‹, wie es Piaget nennt. Die Jugendlichen sind nun in der Lage, Probleme durch hypothetische Annahmen zu lösen. Sie können logisch Schlussfolgerungen ziehen und in Variablen denken. Außerdem können Jugendliche über unrealistische Annahmen debattieren und für abstrakte Probleme logische Beweise zusammentragen. Eine rege Auseinandersetzung mit der Umwelt fördert ihre weitere Entwicklung. Situationen, die ihre Neugier und ihr Interesse wecken, unterstützen diese. Sie können und sollen selbstständig und aktiv Problemlösungen finden.

Im Laufe der Entwicklung erstellt jeder Jugendliche ein individuelles und subjektives Bild seiner Umwelt. Diese können sich noch stark von dem der Erwachsenen unterscheiden. Paul Watzlawick, der österreichisch-amerikanische Kommunikationswissenschaftler, Psychotherapeut und Soziologe, beschrieb es als „Untersuchung der Art und Weise, wie wir Menschen unsere eigenen Wirklichkeiten erschaffen". Es gibt nicht eine, für alle gültige, Wirklichkeit, sondern viele unterschiedlich subjektive und individuelle Wirklichkeiten. Diese sind von mehreren Faktoren abhängig. Es geht nicht nur darum, was eine Person erlebt, sondern vor allem, wie sie das Erlebte bewertet und welche Schlussfolgerungen sie daraus zieht. Das bestimmt am Ende, wie sie sich tatsächlich verhält.

Die Jugendlichen befinden sich in einer Übergangsphase, die oftmals mit emotionalen Schwierigkeiten einhergeht. Sie sind dabei, sich zu finden und auch zu erfinden. Die Heranwachsenden sind weder Kind noch Erwachsener. Dieser unsichere und unbefriedigende Zustand begünstigt die Entstehung von Krisen. Das Jugendalter ist spannend und aufregend, Gleichzeitig ist es anstrengend und frustrierend, denn die Jugendlichen sind nicht nur finanziell von der Familie abhängig. Sie haben den „Sicherheitsstatus Kind" verlassen, sind weitgehend für ihre Taten verantwortlich und brauchen doch die Erwachsenen als verlässliche Bezugspersonen, um Probleme zu verarbeiten.

Unter den Heranwachsenden gibt es in dieser Phase große individuelle Entwicklungsunterschiede. Nachdem visuelle Wahrnehmung, Gehör und Tastsinn ausgereift sind, entfalten sich Raumorientierung, Sprachzentrum und Denkvermögen zur vollen Leistung. Das geht einher mit dem Reifeprozess des präfrontalen Cortex. Er ist im Gehirn für die Besonnenheit und die Vernunft zuständig. Zudem reguliert er Emotionen, bändigt Impulse und bedenkt Handlungsfolgen. Wissenschaftler gehen davon aus, dass er bis zu 25 Jahre braucht, um völlig ausgereift zu sein. Durch die Umstrukturierungsprozesse, die im Gehirn stattfinden, verändert sich die Sensibilität für den Botenstoff Dopamin. Sinken Motivation und Belohnungserwartung, dann sind die Jugendlichen schnell gelangweilt und desinteressiert.

Die körperlichen und emotionalen Veränderungen wirken sich auch auf das Sozialverhalten im Jugendalter aus. Die Veränderungen im Aussehen und Körperbau können zu Unsicherheit und Selbstzweifeln führen. Das wird durch den Vergleich mit Gleichaltrigen oft zusätzlich verstärkt, denn die Entwicklungsunterschiede im Jugendalter sind zuweilen beträchtlich. Das gilt nicht nur im Vergleich zwischen Mädchen und Jungen. Auch innerhalb des eigenen Geschlechts treten große Unterschiede auf. Wenige Mädchen schätzen es, wenn sie schon zu Beginn der Jugendphase reifer und üppiger wirken als ihre Altersgefährtinnen. Bei Jungen ist es eher anders, denn sie leiden unter einem kindlichen Aussehen, wenn bei den Kumpels schon der Bart sprießt.

Der psychische Übergang vom Kind zum Jugendlichen geht auch damit einher, dass sich die Einstellung der Heranwachsenden zu den Erwachsenen ändert. Eltern sind längst nicht mehr das Maß aller Dinge und werden häufig hinterfragt. Jugendliche widersprechen, diskutieren, reagieren über. Erwachsene werden zu Personen, bei denen sie Schwächen erkennen, die sie nicht immer tolerieren wollen oder können.

Das relativistische und das kritische Denken entwickeln sich in dieser Phase als kognitive Fähigkeiten ständig weiter. Das Bewusstsein, dass es verschiedene Meinungen und somit auch verschiedene Wahrheiten gibt, kennzeichnet die relativistische Denkweise. Sie ist Voraussetzung für Toleranz und Verständnis anderen gegenüber. Sie geht einher mit der Erkenntnis, dass Subjektivität bei sich selbst und anderen Personen akzeptabel ist. Das kritische Denken erwartet, dass Standpunkte und Meinungen begründet und bewiesen werden müssen. Immer weniger Aussagen werden einfach hingenommen. Der Jugendliche hinterfragt und weist vor allem Willkür und Parteinahme zurück.

Die Jugend ist eine wichtige Phase für die Entwicklung der eigenen Identität. Die Heranwachsenden müssen dabei auch ihre eigene Unvollkommenheit und Fehlerhaftigkeit erkennen und annehmen. Dazu gehört, dass sie sich von den Erwachsenen abgrenzen, um ihren eigenen Weg zu gehen. Das macht den Umgang mit ihnen nicht immer leicht. Manche Jugendliche vertreten nahezu aggressiv ihren Standpunkt, während andere sich in ein Schneckenhaus zurückziehen. Auf jeden Fall nimmt die Gruppe, zu der sie sich zugehörig fühlen, einen immer größeren Stellenwert in ihrem Leben ein. Sie erleben sich dabei als Gleiche unter Gleichen, orientieren sich aneinander und empfangen emotionalen Halt. Außerdem erleichtert eine Gruppe die Kontaktaufnahme zum anderen Geschlecht.

Ablehnung und scheinbare Gleichgültigkeit sind nicht mit einer strikten Verweigerung gleichzusetzen, sondern meist ein Ausdruck der Orientierungssuche. Die Auseinandersetzung mit der Umwelt äußert sich bei Jugendlichen oft unterschiedlich. Hier müssen auch bei Widerständen auftretende Konflikte ausgehalten werden. Wichtig ist, dass die Heranwachsenden nicht von oben herab behandelt werden.

Das emotionale Auf und Ab in dieser Phase ist normal und sollte nicht heruntergespielt werden. Es ist wenig produktiv, sich ihrer Rolle anzupassen und beispielsweise die gleiche Sprache zu sprechen. Mit Gelassenheit, Klarheit und formulierten Grenzen bietet man den Jugendlichen Aufgaben an, die sie herausfordern und ihnen ein gewisses Maß an Unabhängigkeit zugestehen. Dabei ist aber nicht aus dem Auge zu verlieren, dass in dieser Phase oft ein gesteigertes Risikoverhalten auftritt. Regelüberschreitungen dienen der Erweiterung der eigenen Kompetenzen. Das Ausprobieren von Unbekanntem kann auch der Wunsch nach Beachtung sein oder als eine Form von Protest angewendet werden. Ein fester Standpunkt, ohne anzuklagen oder zu dramatisieren, ist hier unerlässlich. Null Bock, schlechte Laune oder Ist-doch-alles-sinnlos-Argumente gehören ebenfalls in diese Phase der Entwicklung. Auch das sollte man aushalten können. Ohne sich aufzudrängen, bleibt man gesprächsbereit und steht bei Bedarf mit Lösungsanleitungen zur Verfügung. Loslassen und trotzdem die Richtung vorgeben, erwächst aus dem Verständnis für die Schwierigkeiten der Pubertät. Nähe und Distanz müssen hier oft neu ausgelotet werden.

Besonders wenn man mit mehreren Jugendlichen unterwegs ist, können Situationen entstehen, die nicht immer ganz einfach sind. Im Familienverband, mit Kindern und Jugendlichen, die sich im Alter relativ stark unterscheiden, ist es oft einfacher. In vertrauter Gesellschaft lassen sich die „Großen" schon eher einmal auf Sachen ein, die sie sonst als albern oder kindisch abtun. Hier ist es taktisch klug, dieses Verhalten keineswegs zu kommentieren oder zu werten. Selbst uns Erwachsenen macht es oftmals Spaß, sich wie ein Kind zu benehmen. Wir wollen aber selten damit konfrontiert werden, dass wir es tun.

Für die Übungen während des Waldbadens und auch für die gesamte Zeit im Wald gilt, dass es keinen Sinn macht, etwas erzwingen zu wollen. Pubertierende sind ein Kapitel für sich. Oft erscheinen sie egoistisch, ignorant und rücksichtslos. Wer ihnen einen Weg in die Achtsamkeit zeigen will, sollte hier sehr feinfühlig herangehen. Auch bei direkter Konfrontation gilt es, die Ruhe zu bewahren. Waldbaden kann nur funktionieren, wenn die Jugendlichen sich wohlfühlen. Mit Drohungen und unter Stress gelingt das nicht. Seien Sie sich im Klaren darüber, dass sich die Kids dieser Altersstufe im Allgemeinen in einer Ausnahmesituation befinden.

Selten hat man es mit über alle Maße streitsüchtigen Jugendlichen zu tun. Eher lassen sich da schon zahlreiche Blockaden in der Motivation erkennen. Die jungen Menschen wissen nicht, was das alles soll, und es mangelt ihnen an Interesse und Konzentration. Wichtig ist es, dass sie sich auch in diesem Moment nicht übergangen fühlen. Mit einer entsprechenden Beachtung sollte es möglich sein, durch den Aufenthalt im Wald Interesse an der Umgebung zu entwickeln. „Entdecke das Detail" könnte die Aufgabe lauten. Ein Interessenfeld, zu welchem die Jugendlichen Zugang haben, ist der beste Einstieg, um in die Achtsamkeit zu gelangen. Hier kann auch schon einmal das geliebte Handy als Fotoapparat zum Einsatz kommen. Diese verschiedenen Übungen können ihr Innenleben erforschen: entspannen, zuhören, Gefühle bemerken, Kreativität und die positiven Kräfte entdecken. Das hilft ihnen, ihre Fähigkeiten und Kompetenzen neu zu bewerten.

Janusz Korczak prägte den Ausspruch, dass kein Kind dem anderen gleicht. Von Paulo Coelho stammt der Satz, dass kein Tag dem anderen gleicht. Darum gibt es kein Universalrezept, das auf alle Situationen beim Waldbaden passt. Es ist immer auch ein Abenteuer.

Wenn man mit einigen Heranwachsenden, die nicht zur eigenen Familie gehören, im Abstand von einigen Jahren wieder in den Wald geht, kann man sich zuweilen nur wundern. Viele von ihnen haben sich so sehr verändert, dass man meinen könnte, man hätte sie vorher noch nie getroffen. Das muss nicht immer zum Nachteil sein, manchmal ist man auch angenehm überrascht.

Gleichaltrig und doch verschiedenartig

Das Entwicklungsstufenmodell von Kindern und Jugendlichen nach Piaget kann nur einen groben theoretischen Rahmen bieten. Die Sozialisationstheorie untersucht, welchen Einfluss die Umwelt darauf hat, wie sich die Persönlichkeit eines Menschen entwickelt. Diese Entwicklung wird stark durch die Familie, die gemachten Erfahrungen und die weiteren Lebensbedingungen bestimmt. Persönlichkeitsentwicklung ist ein lebenslanger Prozess, bei dem die ersten Jahre einen großen Einfluss haben. Gleichaltrige Kinder können ganz unterschiedlich sozialisiert sein. Klaus Hurrelmann, ein deutscher Sozial-, Bildungs- und Gesundheitswissenschaftler, machte in seinen Ausführungen zur Sozialisationstheorie die Interaktion der inneren und äußeren Realität dafür verantwortlich.

Unter der „inneren Realität" versteht er angeborene körperliche Merkmale und psychische Eigenschaften. Das sind u.a. die genetische Veranlagung, die körperliche Konstitution und das psychische Temperament. Aber auch die Grundstruktur der Persönlichkeit und die Intelligenz gehören dazu. Als körperliche Merkmale betrachtet man das äußere Erscheinungsbild und darüber hinaus die genetische Veranlagung für bestimmte Krankheiten. Der Charakter gleichaltriger Heranwachsender oder auch der von Geschwistern kann sehr verschieden ausfallen. Von temperamentvoll bis introvertiert ist alles möglich.

Die „äußere Realität" wird durch die sozialen und materiellen Lebensbedingungen bestimmt. Dazu zählen die familiäre Situation, die Wohnbedingungen sowie die besuchten Erziehungs- und Bildungseinrichtungen. Der Einfluss von Freundesgruppen, den Massenmedien und der gesamten physikalischen Umwelt ist ebenfalls von großer Bedeutung.

Es gibt einen Unterschied zwischen Sozialisation und Erziehung. Letztere beschreibt die geplanten Handlungen, die versuchen, Bildung und Persönlichkeitsentwicklung zu beeinflussen. Elternhaus, Kindergarten und Schule versuchen bewusst Einfluss auf die Heranwachsenden zu nehmen. Die unbeabsichtigten Einflüsse sind jedoch nicht zu unterschätzen. Dazu gehört auch, wie Eltern und Erwachsene im Allgemeinen miteinander umgehen. Welche Werte werden dabei unbewusst vermittelt? Wie wird mit Jüngeren und Schwächeren umgegangen? Eine große Wirkung haben die Medien. Sie stellen den Rahmen für Schönheitsideal, Wertvorstellungen und Geschlechterrollen dar.

Dazu kommt noch der individuelle Erfahrungsraum, der die Persönlichkeitsentwicklung entscheidend prägt. Hier gibt es große Unterschiede zwischen den Kindern, die in einer dörflichen Umgebung oder in einer Stadt aufwachsen. Das soziale Umfeld entscheidet letztendlich, welche Lebensweise und welche Verhaltensweisen als normal wahrgenommen werden.

Mädchen und Jungen

Die Erwartungen und Vorstellungen, die mit dem Geschlecht verbunden werden, sind auch heute oft noch sehr festgefahren. Von Geburt an werden Jungen und Mädchen unterschiedlich sozialisiert. Das Geschlecht entscheidet meist, welches Spielzeug Kinder bekommen, welche Kleidung sie tragen und welche emotionalen Erwartungen sie erfüllen sollen. Im Elternhaus sind die Rollen von Vater und Mutter prägend. Aufgaben im Familienalltag, Hausarbeit und Kindererziehung werden selten gleichberechtigt aufgeteilt. Mit zunehmendem Alter spielen die Medien eine entscheidende Rolle bei der Festlegung, was typisch Mädchen oder typisch Junge ist.

Beim Waldbaden können viele Erfahrungen gemacht werden, die nicht der eigenen Geschlechterrolle entsprechen. Mädchen dürfen sich schmutzig machen und mutig sein. Jungen dürfen auch mal Angst haben oder sich vor etwas ekeln. Es gilt: Mädchen und Jungen sind gleichberechtigt und gleich viel wert, jedoch nicht ohne Unterschied. Ein festgefahrenes Rollenbild wird den Kindern nicht gerecht, sondern benachteiligten sie.

Kinder und Jugendliche mit Migrationshintergrund

Heranwachsende mit Migrationshintergrund stehen vor besonderen Herausforderungen. Sie sollen sich den Werten unserer Gesellschaft anpassen, ohne dabei ihre Herkunftskultur zu vergessen. Je größer die Kulturunterschiede sind, desto schwieriger kann sich das für sie gestalten. Aus den Erzählungen ihrer Eltern oder aus eigenen Erinnerungen haben sie vielleicht ein anderes Naturverständnis. Wer seine Nachbarskinder mit zum Waldbaden nimmt, sollte damit umgehen können, dass sie sich anders als erwartet benehmen. Dabei spielt auch die soziale Lage ihrer Familie eine nicht zu unterschätzende Rolle, da sie einen entscheidenden Einfluss auf das Verhalten der Kinder hat.

Die Unterschiede können in Wahrnehmung, Denken, Fühlen und Handeln auftreten. An die Erwachsenen werden hier besondere Anforderungen gestellt. Das sind u.a. vorurteilsbewusste Offenheit, interkulturelle Sensibilität und die Akzeptanz anderer Verhaltensweisen und Denkmuster. Empathie und Einfühlungsvermögen sowie Kommunikations- und Konfliktfähigkeit sind Kompetenzen, die man außerdem für alle Heranwachsenden braucht.

Waldbaden mit Inklusion

Natürlich können auch Kinder mit erhöhtem Förderbedarf (Inklusion) am Waldbaden teilnehmen. Viele Waldwege können auch mit dem Rollstuhl befahren werden oder sind für Kinder, die mit Gehhilfen unterwegs sind, geeignet. Das gemeinsame Miteinander bedeutet hier besonders, aufeinander Rücksicht zu nehmen. Alle sind angehalten, sich dabei gegenseitig zu unterstützen. Das schafft gemeinsame Erlebnisse und kann zusammenschweißen.

Entsprechend den Erfordernissen sollten eventuell spezielle Wagen Sitz- und Fahrmöglichkeiten, insbesondere für den Rückweg, anbieten. Platz und Wege im Wald sollten gewisse Rahmenbedingungen erfüllen, um Rollstuhlfahrern die Möglichkeit zur freien Bewegung zu geben. Generell sollten die aufgesuchten Orte jedoch genauso vielfältig wie die Interessen und Bedürfnisse der teilnehmenden Kids sein.

Kinder mit besonderem Förderbedarf, die im Rollstuhl sitzen oder eine Seheinschränkung haben, brauchen nicht vom Waldbaden ausgeschlossen zu werden. Es gilt nur, sich auf deren Bedürfnisse einzustellen. Mit einer guten Vorbereitung und einer entsprechenden Logistik ist auch das möglich. Mitgenommene Isomatten dienen als Sitz- und Liegemöglichkeiten für gehbehinderte Kinder. Auffällige, bunte Tücher markieren für Kinder mit Seheinschränkung den Lagerplatz und sorgen für Sicherheit, wenn sie die Umgebung selbstständig erkunden wollen.

Allgemein wirkt sich der Aufenthalt in der Natur positiv auf die Gesundheit und das Wohlergehen aus. Spielen in der Natur fördert Aufmerksamkeit und Wahrnehmungsfähigkeit. Wissenschaftliche Untersuchungen weisen stressmildernde Effekte und eine Stärkung des Selbstwertgefühls nach. Der Aufenthalt im Wald entschleunigt und ist deswegen besonders geeignet, um Kindern mannigfaltige Erfahrungen für alle Sinne zu ermöglichen. Vielfältige Eindrücke sorgen dafür, dass Kids auch mit körperlichen oder geistigen Einschränkungen einen angenehmen und nachhaltigen Aufenthalt genießen können. Das unterschiedliche Gelände fordert die motorischen Fähigkeiten und schult Gleichgewicht und Trittsicherheit. Außerdem müssen unterschiedliche Bewegungsabläufe koordiniert sowie neue optische und haptische Eindrücke verarbeitet werden. Diese Herausforderung schafft neue Anreize und kann mit bereits vorhandenen Erfahrungen kombiniert werden. Auch im Wald kann man singen, fühlen, zählen, basteln, sortieren, vergleichen, schmecken, riechen und vieles mehr. Waldbaden mit Inklusion ist eine Herausforderung und muss gut organisiert werden. Dann bereitet es mehr als nur Freude, hat nachhaltige positive Auswirkungen auf alle Kinder und schenkt ihnen angenehme Erinnerungen.

Kinder und Jugendliche, die anders sind

Vielleicht ist der Begriff verhaltensoriginell eine treffendere Bezeichnung für die Kinder und Jugendlichen, die nicht im erwarteten Rahmen agieren. Auf jeden Fall stellen sie die Eltern oder andere Begleitpersonen vor besondere Aufgaben. Hier gilt es, die Balance zu wahren, damit das Waldbaden ein Erfolg wird. Das gilt auch, wenn sich Kids mit ADHS im Team befinden. Man kann die Abkürzung dieser Beeinträchtigung auch mit den Worten „Anders denken, handeln, sehen" beschreiben.

Zahlreiche Beobachtungen bestätigen, dass auch solche Kinder in natürlicher Umgebung sehr gut Kompetenzen entwickeln können. Wer einen hohen Bewegungsdrang hat, der kann seine Stärken besser ausleben. Dabei entwickeln sich Kraft und körperliche Ausdauer sowie das Selbstwertgefühl. Im Wald erfahren solche Kids dann verstärkt positive Rückmeldungen und steigern zudem ihre Sozialkompetenz. Der Aufenthalt im Wald schafft Situationen, die es ermöglichen, eigene Konfliktlösungsstrategien zu finden, ohne dass rigorose Maßnahmen wie Verbote und Tadel sofort eingreifen. Die Kinder können im Spiel selbstständig

Regeln für ihr Zusammenleben entwickeln, wobei stets im Fokus steht, dass gesetzte Grenzen eingehalten und die Bedürfnisse anderer respektiert werden. Diverse Untersuchungen bestätigen zudem die Verbesserung von chronischen Aufmerksamkeitsstörungen durch vegetationsreiche Umgebungen.[3]

Es muss allen Erwachsenen klar sein, dass solche Kinder und Jugendliche ihr Verhalten schlechter steuern können als andere. Sie zeigen darum eine Menge an störenden Verhaltensweisen, für die sie häufig kritisiert werden. Die zahlreichen negativen Rückmeldungen, die sie bekommen, verstärken das Gefühl, „es niemandem recht machen zu können". Das hat meist weitere Verstöße gegen die üblichen Verhaltensmuster zur Folge. Frust, Teilnahmslosigkeit, Hyperaktivität, Gereiztheit und Aggressivität können das Ergebnis sein und sehr störend wirken.

Mehr als andere Heranwachsende brauchen sie das Gefühl, willkommen zu sein. Es liegt in der Verantwortung der Bezugsperson, Positives zu sehen und darauf aufzubauen. Ein klarer Fokus, einfache Regeln und das gemeinsame Erarbeiten von Regeln helfen den Kindern und Jugendlichen. Auch kleine Fortschritte beim Einhalten der Abmachungen sollten gelobt werden. Es ist wichtig, die Motivation zu fördern, konkrete Erwartungen auszusprechen und Signale der Sympathie zu versenden. Positive Botschaften auf der Beziehungsebene sind hier besonders wichtig. Ablehnung und Kritik erleben solche Kinder mehr als genug. Überträgt man ihnen eine zumutbare Verantwortung, dann wachsen sie oft über sich hinaus.

Der wertschätzende Umgang mit allen Heranwachsenden, unabhängig von Aussehen, Intelligenz und Leistung, ist Voraussetzung für eine gute zwischenmenschliche Beziehung. Der Respekt der Persönlichkeit bedeutet nicht, dass negative Verhaltensweisen toleriert werden sollen. Es ist wichtig, dass das Verhalten und nicht die Person inakzeptabel ist. Im persönlichen Gespräch sollte das zu erkennen sein. Aus der Psychologie ist bekannt, dass kritische Ermahnungen zur Zunahme des unerwünschten Verhaltens führen. Daher sollte das erwünschte Verhalten verstärkt werden. Diese Vorgehensweise ist übrigens beim Umgang mit allen Heranwachsenden zu empfehlen.

Beim gemeinsamen Aufenthalt im Wald können die Heranwachsenden neue Einsichten gewinnen und eine intensive Bindung zur Natur aufbauen. Das ist vor allem für solche Kids wertvoll, die aufgrund ihrer persönlichen Situation wenig oder keine Naturerfahrungen machen können. Für sie ist es besonders wichtig, dass sie Eindrücke erhalten, die nachhaltig haften bleiben und von ihnen mit einfachen Mitteln und Wegen immer wieder erlebt und erfahren werden können.

Goldene Regeln beim Waldbaden mit Kindern und Jugendlichen

- Geh nicht auf alle meine Forderungen ein, denn ich will dich zuerst einmal testen.
- Habe keine Furcht, mir klare Anweisungen zu geben, denn dann weiß ich, woran ich bin.
- Zwinge mich nicht zu etwas, was ich absolut nicht mag, denn dann tue ich es aus Angst.
- Sei nicht wechselhaft in deinem Benehmen, denn das verwirrt mich.
- Mach keine Versprechen, die du nicht halten kannst, denn das erschüttert mein Vertrauen.
- Falle nicht darauf herein, wenn ich es darauf anlege, dich aus der Fassung zu bringen.
- Habe keine Sorge, wenn ich sage, dass ich dich hasse. Das ist meine Art zu erklären, dass ich mit der Situation nicht einverstanden bin.
- Tue nichts, was mir das Gefühl gibt, dass ich klein und wertlos bin. Das bin ich nicht.
- Mache nichts für mich, das ich nicht auch selber machen kann. Ich bin doch kein Baby mehr!
- Reite nicht so sehr auf meinen schlechten Angewohnheiten herum. So werde ich sie nie los.
- Korrigiere mich nicht vor anderen. Sprich lieber mit mir allein, dann kann ich dir zuhören.
- Wenn ich wütend bin, kann ich nicht über mein Benehmen sprechen. Das muss bis später warten.

SHINRIN YOKU – WALDBADEN IST MEHR ALS NUR EIN KURZFRISTIGER TREND

Dass der Aufenthalt im Wald an sich schon guttut, wird wohl kaum jemand abstreiten. Seit einigen Jahren gibt es aber auch fundierte wissenschaftliche Erkenntnisse über die vielfältigen Einflüsse auf die Gesundheit und das Wohlbefinden. Wie schon erwähnt, steht Waldbaden zwar aktuell hoch im Kurs, es ist aber mehr als nur ein Trend. Zum ersten Mal in der langen Zeit, in der wir Menschen den Wald zur Erholung aufsuchen, kann die Wirksamkeit des Waldaufenthaltes auch wissenschaftlich untermauert werden.

Die Zeitschrift Forbes veröffentlichte im Juli 2018 folgende Informationen: Die Forscher der University of East Anglia werteten Daten aus einer Reihe früherer Studien aus. Darunter waren 103 Beobachtungsstudien und 40 interventionelle Studien. Im letzteren Fall wurden verschiedene Arten von Therapien durchgeführt, beispielsweise die Teilnahme von Personen am Shinrin-Yoku (Waldbad) oder das Äquivalent in einem städtischen Raum.

Insgesamt wurden bei der Untersuchung 290 Millionen Teilnehmer aus 20 verschiedenen Ländern betrachtet. Die Teilnehmer waren zur Hälfte aus Europa, aber viele der Studien (24) stammten aus Japan, wo Waldbäder beliebt sind. Das Team korrelierte die Zeitdauer, welche die Menschen in Grünflächen verbracht haben, mit 100 gesundheitlichen Ergebnissen im Laufe der Zeit und fand eine Reihe von Beziehungen.

Mehr Zeit in der Natur zu verbringen, war mit folgenden Effekten verbunden:

- einem verringerten Stresshormon Cortisol
- einer niedrigeren Herzfrequenz
- einem verringerten Risiko für koronare Herzkrankheiten

- einem niedrigeren Blutdruck
- einem niedrigeren Cholesterinspiegel
- einem verringerten Risiko für Typ-II-Diabetes
- einer Senkung der Gesamtmortalität und des Todes, verbunden mit Herzkrankheit

Für Frauen, die schwanger waren, war der Aufenthalt im Grünen mit einem verringerten Risiko einer kleinen Größe für das Gestationsalter beim Baby sowie einer Frühgeburt verbunden. Bei allen Teilnehmern bestand im Durchschnitt eine erhöhte Wahrscheinlichkeit, die eigene Gesundheit als gut zu bezeichnen.

Manche Studien wiesen auch auf einen möglichen Zusammenhang zwischen Grünflächen und Krebsergebnissen, neurologischen Ergebnissen, Schlafdauer und bestimmten Biomarkern hin. Die Autoren stellen fest, dass einige der eingeschlossenen Studien nicht von höchster Qualität waren und eine weitere Forschung sicherlich geboten ist.[(4)]

Die bisher gesicherten Erkenntnisse lassen keinen Zweifel daran, wie wichtig der Aufenthalt im Wald für uns ist. Wird er, wie beim Waldbaden üblich, noch mit verschiedenen Übungen und unterschiedlichen Erfahrungen kombiniert, dann entsteht ein Synergieeffekt, der sich mehr als nur belebend auf Gesundheit und Wohlbefinden auswirkt.

Obwohl die USA aktuell nicht gerade als ein Land gelten, das sich für Klima und Umweltschutz einsetzt, hat die Abteilung für Umweltschutz des Staates New York folgenden Artikel unter der Überschrift „Waldbaden für eine bessere Gesundheit" auf ihrer Internetseite veröffentlicht.

Dort heißt es u.a.: Die meisten von uns spüren, dass ein Spaziergang im Wald gut für uns ist. Wir machen eine Pause von der Hektik unseres Alltags. Wir genießen die Schönheit und Ruhe in einer natürlichen Umgebung. Die Forschung zeigt nun, dass der Besuch eines Waldes sowohl psychische als auch physische Vorteile für die Gesundheit hat. Sogar fünf Minuten um Bäume oder in Grünflächen können die Gesundheit verbessern. Betrachten Sie es als Rezept ohne negative Nebenwirkungen, das außerdem kostenlos ist.

Der Aufenthalt in den Wäldern hat folgenden Nutzen für die Gesundheit:

- Steigert das Immunsystem
- Senkt den Blutdruck
- Reduziert Stress
- Verbessert die Stimmung
- Verbessert die Konzentrationsfähigkeit, auch bei Kindern mit ADHS
- Beschleunigt die Genesung von Operationen oder Krankheiten
- Erhöht das Energieniveau
- Verbessert den Schlaf

Die Forschung gibt Aufschluss darüber, wie der Aufenthalt im Freien und in Wäldern gesünder wird: Ein Waldaufenthalt stärkt unser Immunsystem. Während wir die frische Luft einatmen, atmen wir Phytoncide ein, Luftchemikalien, die Pflanzen abgeben, um sich vor Insekten zu schützen. Phytoncide haben antibakterielle und antimykotische Eigenschaften, die Pflanzen helfen, Krankheiten zu bekämpfen. Wenn Menschen diese Chemikalien einatmen, reagiert unser Körper, indem er die Anzahl und die Aktivität einer Art weißer Blutkörperchen erhöht, die als natürliche Killerzellen oder NK bezeichnet wird. Diese Zellen töten tumor- und virusinfizierte Zellen in unserem Körper. In einer Studie dauerte eine erhöhte NK-Aktivität von einer zwei- oder dreitägigen Waldbadreise mehr als 30 Tage. Japanische Forscher untersuchen derzeit, ob die Einwirkung von Wäldern dazu beitragen kann, bestimmte Krebsarten zu verhindern.[5]

Zeit mit Bäumen zu verbringen und Bäume zu betrachten verringert Stress, senkt den Blutdruck und verbessert die Stimmung. Zahlreiche Studien belegen, dass sowohl das Training in Wäldern als auch das bloße Sitzen unter Bäumen den Blutdruck sowie die Stresshormone Cortisol und Adrenalin reduzieren. Das Betrachten von Bildern von Bäumen hat einen ähnlichen, aber weniger dramatischen Effekt. Studien, die dieselben Aktivitäten in städtischen, nicht bepflanzten Gebieten untersuchten, zeigten keine Verringerung der stressbedingten Auswirkungen. Mit dem Test der Profile der Stimmungszustände stellten die Forscher fest, dass Waldbade-Ausflüge die Bewertungen für Angstzustände, Depressionen, Ärger, Verwirrung und Müdigkeit signifikant reduzierten.

Und da Stress das Immunsystem hemmt, werden die Vorteile von Wäldern, die Stress reduzieren, weiter erhöht.

Zeit in der Natur zu verbringen hilft, sich zu konzentrieren. Unser Leben ist beschäftigter als je zuvor mit Jobs, Schule und Familienleben. Der Versuch, sich auf viele Aktivitäten oder sogar auf eine einzige Sache über einen längeren Zeitraum zu konzentrieren, kann uns mental erschöpfen, ein Phänomen, das als Directed Attention Fatigue bezeichnet wird. Zeit in der Natur zu verbringen, Pflanzen, Wasser, Vögel und andere Aspekte der Natur zu betrachten, gibt dem kognitiven Teil unseres Gehirns eine Pause, so dass wir uns besser konzentrieren und unsere Fähigkeit, geduldig zu sein, erneuern können.

Bei Kindern führt die Aufmerksamkeitsmüdigkeit dazu, dass sie nicht in der Lage sind, auf ihre Impulse zu achten und sie zu kontrollieren. Der von Aufmerksamkeitsmüdigkeit betroffene Teil des Gehirns (rechter präfrontaler Kortex) ist auch an der Aufmerksamkeitsdefizit/Hyperaktivitätsstörung (ADHS) beteiligt. Studien zeigen, dass Kinder, die sich in einer natürlichen Umgebung im Freien aufhalten, eine Verringerung der Aufmerksamkeitsmüdigkeit haben, und bei Kindern, bei denen ADHS diagnostiziert wurde, eine Verringerung der damit verbundenen Symptome auftritt. Forscher untersuchen die Nutzung natürlicher Outdoor-Umgebungen, um die derzeitigen Ansätze zur Behandlung von ADHS zu erkennen. Ein solcher Ansatz hat den Vorteil, dass er weithin zugänglich, kostengünstig und nebenwirkungsfrei ist.

Patienten erholen sich schneller und besser von der Operation, wenn sie eine ›grüne‹ Aussicht haben. Krankenhauspatienten können durch eine Vielzahl von Faktoren gestresst sein, einschließlich Schmerzen, Angst und Störungen der normalen Routine. Die Forschung ergab, dass Patienten mit ›grünen‹ Ausblicken kürzere postoperative Aufenthalte hatten, weniger Schmerzmittel nahmen und etwas weniger postoperative Komplikationen aufwiesen als Patienten ohne Sicht oder mit Sicht auf eine Zementwand.[6]

Was passiert, wenn Bäume verschwinden? Die Invasion des Asiatischen Eschenprachtkäfers (EAB) (Agrilus planipennis) seit 2002 bot eine unglückliche Gelegenheit, die Auswirkungen des Baumverlustes auf die menschliche Gesundheit zu untersuchen. EAB ist ein nicht heimischer holzbohrender Käfer, der innerhalb von drei Jahren nach dem Befall alle Eschenarten (Fraxinus) abtötet. In einigen Gemeinden waren ganze Straßen voller Fraßmehl, nachdem der Käfer in ihrer Nachbarschaft angekommen war. Eine Studie untersuchte menschliche Todesfälle im Zusammenhang mit Herz- und Lungenerkrankungen in Bereichen, die von EAB-Infektionen betroffen sind. Sie stellte fest, dass das vermehrte Auftreten des Asiatischen Eschenprachtkäfers und das damit einhergehende Eschensterben in 15 Bundesstaaten mit zusätzlichen 6.113 Todesfällen im Zusammenhang mit Lungenerkrankungen und 15.080 Todesfällen mit Bezug zu Herzkrankheiten in Verbindung gebracht wurde.[7]

Waldbaden ist unbestritten ein aktueller Trend. Ganz gleich, in welche Richtung die Entwicklung gehen wird, die Wirkung des Waldes auf uns wird nicht von der Mode oder einem gegenwärtigen Hype diktiert. Sie ist da, ob wir sie nun nutzen oder nicht, das liegt an uns.

Warum uns der Wald so guttut

Es gibt inzwischen eine Reihe wissenschaftlicher Untersuchungen darüber, welchen Einfluss ein Aufenthalt im Wald auf den Menschen hat. Einer der populärsten Autoren zu diesem Thema ist Clemens G. Arvey. Er geht zum Beispiel in seinem Buch „Der Heilungscode der Natur" ausführlich darauf ein, warum uns der Wald so guttut. Ausführlich und mit nüchternen Fakten untermauert, beschreibt er, welche chemischen Prozesse unser Immunsystem beim Waldaufenthalt beeinflussen.

Aber auch ohne die fundamentalen Grundlagen dieser Wechselwirkungen zu kennen, spüren wir am eigenen Leib, welchen positiven Einfluss schon ein Aufenthalt von einer halben Stunde auf Körper und Geist hat. Wir sind weniger gestresst, denn die Bäume haben eine entspannende Wirkung auf unsere Psyche. Allein der Anblick des Grüns beruhigt und sorgt dafür, dass wir Stresshormone abbauen und uns nach und nach entspannen. Gleichzeitig verlangsamt sich durch diesen Entspannungszustand unser Gedankenkarussell. Unsere täglichen Sorgen verlieren an Bedeutung und erscheinen kleiner. Unser Unterbewusstsein kann sich mit anderen Dingen beschäftigen. Positive Gedanken tauchen auf, neue Ideen melden sich und vielleicht sogar die Lösung für ein scheinbar vertracktes Problem. Auch wenn der Wald keine homogene Masse ist, sondern aus einer Vielzahl von Komponenten besteht, überfordern die visuellen Reize, die von ihm ausgehen, uns nicht. Stattdessen steigt unsere Konzentrationsfähigkeit. Das Gehirn entschleunigt und kann gleichzeitig besser arbeiten.

Ein Waldspaziergang stärkt außerdem unser Immunsystem. Clemens G. Arvay geht in seinem bereits erwähnten Buch intensiv auf die Rolle der Terpene ein. Hier sei nur kurz erwähnt: Organische Substanzen, sekundäre Pflanzenstoffe und ätherische Öle haben einen positiven Einfluss auf die Abwehrkräfte im menschlichen Körper. Zudem sinkt der Blutdruck, weshalb der Wald auch für das Herz-Kreislauf-System ein Gewinn ist.

Weiterhin haben zahlreiche Studien ergeben, dass ein Waldaufenthalt als Krebsprävention wirkt. Die gesundheitsfördernden Substanzen, die wir dabei aufnehmen, wirken aktiv gegen Krebszellen. Ein Besuch im Wald kann sogar Schmerzen lindern und dazu beitragen, dass wir schneller gesund werden. Amerikanische Ärzte fanden heraus, dass selbst der Blick aus dem Krankenhausfenster eine positive Wirkung hat, wenn er auf Bäume fällt.

In der freien Natur ist die Luft viel sauberer als in der Stadt, daher wirkt sie auf die Lungen und Bronchien positiv. Wer tief einatmet, der reinigt sozusagen seine Atmungsorgane. Selbst Erkältungen verschwinden bei Waldbesuchen schneller. Das Grün um uns herum sorgt außerdem dafür, dass sich unsere Augen entspannen. Das Licht im Wald ist nicht grell, sondern angenehm weich. So können sich die gestressten Sehnerven regenerieren. Ähnliches gilt für die Ohren. Keine Musik, kein Baustellenlärm oder Dauerberieselung durch Werbeträger. Stattdessen Vogelgezwitscher und Blätterrauschen. Unser Gehör kann ebenfalls ausruhen.

Der weiche Waldboden dämpft unsere Schritte und schont damit die Gelenke. Ein Spaziergang im Wald ist für Knie, Hüfte und Wirbelsäule bedeutend angenehmer als das Laufen auf Asphalt und Beton. Im Sommer, wenn die Hitze in den Städten zunimmt, ist es im Wald immer noch angenehm kühl. Es muss nicht jedes Mal der Sprung ins kalte Nass sein. Der Aufenthalt im Schatten der Bäume erfrischt und stärkt ebenfalls. Alles in allem hebt die Umgebung unsere Stimmung. Wir fühlen uns gut und empfinden Glück und Frieden. Viele Dichter und Denker behaupten, dass sie auf ihre besten Ideen im Wald kommen.

Waldbaden – das Konzept

Will man Waldbaden in wenigen Worten vorstellen, dann ist das gar nicht so einfach. Annette Bernjus beschreibt es in ihrem Buch „Waldbaden" treffend mit dem Satz: „Waldbaden heißt die Sinne öffnen."

Und genau darum geht es. Sehen, hören, riechen, tasten und auch schmecken sind Eindrücke, die uns stark beeinflussen. Unsere Sinne können überfrachtet sein, wie es im täglichen Leben oft geschieht. Oder wir können durch bewusstes Wahrnehmen zu neuen Erkenntnissen und erstaunlichen Erlebnissen gelangen. Grundsätzlich geht es beim Waldbaden darum, sich zu entschleunigen, langsamer zu werden und den Augenblick bewusst zu erleben. Schlendern ist für viele Menschen ein Luxus, den sie sich in der hektischen Zeit nicht mehr leisten können oder wollen. Einfach einmal innehalten und ohne Grund eine Pause machen sind Übungen beim Waldbaden, die oft einer Anleitung bedürfen. Wahrnehmen, was um uns herum geschieht, die Sinne öffnen und über die Vielfalt der Natur staunen – das ist etwas, was im Alltag kaum Platz hat und doch so wichtig ist.

Beim Waldbaden nehmen wir uns Zeit dafür. Wie riecht der Wald, eine Blüte oder der moosige Boden? Wie hört sich der Wind in den Bäumen an? Unterscheiden sich die Stimmen der Vögel? Kann man den Wald auf der Zunge schmecken? Spürt man Licht und Schatten auf dem Gesicht? Wie fühlen sich Erde, Steine und Rinde in unseren Händen an? Was kann ich entdecken, wenn ich auf dem Boden liege und nach oben schaue?

Achtsamkeit ist der Schlüssel, um all diese Eindrücke zuzulassen. Alle Sinne schaffen ein Gesamtbild. Werden einzelne Sinne in den Fokus gerückt, verändert sich unser Empfinden. Das Spiel mit der Wahrnehmung ruft oft verschüttet geglaubte Emotionen hervor. Dabei geht es nicht darum, etwas zu erlernen oder zu perfektionieren. Beim Waldbaden wollen wir Erfahrungen zulassen. Es geht um Wahrnehmen, ohne zu werten. Das, was wir sehen, hören, riechen oder fühlen, ist nicht gut oder schlecht. Es ist, wie es ist. Auch das Nichtbewerten ist eine Situation, in die man sich selten begibt. Darum sind Achtsamkeitsübungen ein wichtiger Teil beim Waldbaden.

Mit einer Meditation werden die gewonnenen Sinneseindrücke und emotionalen Zustände vertieft und gefestigt. Ganz gleich, ob bewegt oder im Sitzen ausgeführt: Wer meditiert, hält inne und findet zu sich selbst. Dem Atmen kommt dabei eine ganz besondere Bedeutung zu. Einerseits nehmen wir damit die heilsamen Wirkstoffe der Waldluft auf. Anderseits ist das bewusste Atmen oft Bestandteil verschiedener Übungen. Es hilft dabei, sich auf sich selbst zu konzentrieren, und ist ein bewährtes Mittel zur Stressbewältigung.

Sanfte Bewegungen als geführte Übungen ergänzen das Schlendern beim Waldbaden und unterstützen den entspannenden Effekt. Qigong, Yoga oder verschiedene Dehnübungen aktivieren nämlich Muskelgruppen, die beim langsamen Gehen selten zum Einsatz kommen. Außerdem werden unter anderem der gesamte Stoffwechsel angeregt und die Atmung ebenfalls vertieft.

Unsere Augen sind die Fenster zur Seele. Im Alltag sind sie oft extremen Anspannungen ausgesetzt. Die fortschreitende Technisierung fordert ihren Tribut in Form von nachlassender Sehkraft. Darum ist die Augenentspannung ein wichtiger Bestandteil des Waldbadens. Das sanfte Grün des Waldes beruhigt und entspannt unsere Sehnerven. Verschiedene Augenübungen verstärken diese Wirkung.

Die meiste Zeit des Tages verbringen wir zusammen mit anderen Menschen. Selten sind wir allein. Vielen Menschen ist das inzwischen unangenehm.

Beim Waldbaden gibt es deshalb auch eine Solozeit. Während die anderen Erfahrungen in Partner- oder Gruppenübungen gemacht werden, gibt es eine Zeit, in der jeder machen kann, was er möchte. Dabei geht es nicht darum, sich weit von den anderen zu entfernen, sondern der eigenen Intuition zu folgen und die Eindrücke zu vertiefen, die nach persönlichem Ermessen noch intensiver erfahren werden sollten.

Ein weiterer Teil des Waldbadens kann das kreative Gestalten eines vergänglichen Kunstwerkes sein. „LandArt" heißt das spielerische Anordnen von gefundenen Materialien. Blätter, Stöcke, Steine werden zu einem Bild, einem Symbol oder einem Mandala angeordnet. Wer schöpferisch tätig sein will, darf sich ausleben. Wer nur zuschauen will, darf sich an dem Ergebnis erfreuen.

Zehn Zutaten für ein Waldbad mit Kids

Kein Waldbad gleicht dem anderen. Obwohl es jedes Mal eine neue, individuelle Erfahrung für alle Teilnehmenden sein wird, gibt es zehn Zutaten, die ein Waldbad erholsam machen:

- Schlendern, langsam gehen, entschleunigen
- Achtsam sein
- Innehalten und Pausen machen
- Mit allen Sinnen wahrnehmen
- Staunen
- Bewusst atmen
- Meditieren
- Sanfte Bewegungen
- Augen entspannen
- Zeit für sich haben (Solozeit)

Warum Waldbaden mit Kindern und Jugendlichen (noch etwas) anders ist

Kinder beschäftigen sich gern mit den Dingen der Natur. Sie sind neugierig, und ich erlebe immer wieder, dass die Kinder alles anfassen möchten. Die Beschäftigung mit Naturmaterialien bringt – bewusst oder unbewusst – LandArt hervor, lässt die Seele und die Gefühle mit der Natur kommunizieren und schafft eine innerliche Harmonie.

Dadurch kann sich auch ein Zustand des Flow, des tiefen Verbundenseins mit dem Tun, einstellen. Die Natur ist Lieferant von unbegrenzten Materialien, frischer Luft, Blätterrascheln, Vogelgezwitscher, Insektenschwirren, Farbtönen, Gerüchen und Geräuschen.

Diese Offenheit der Natur gegenüber gilt jedoch nicht für alle Altersstufen und verliert sich mit zunehmendem Lebensalter oft. Jugendliche entwickeln manchmal sogar eine Art Abneigung gegen alles Natürliche. Anderseits birgt der vorbehaltlose Umgang mit der Umwelt, den meist kleinere Kinder an den Tag legen, eine Reihe von Gefahren, die nicht zu unterschätzen sind.

Wer sich für das Waldbaden gemeinsam mit Kindern und Jugendlichen entscheidet, der ist gut beraten, wenn er sich vorher einige Gedanken macht. Sollen die Sinne durch Sehen, Hören, Riechen oder Tasten angesprochen werden, spielen Alter und persönliche Erlebnisse eine entscheidende Rolle. Hat ein Kind bereits negative Erfahrungen mit einer Übung gemacht, zu der es aufgefordert wird, kann es zu Situationen kommen, die ein schnelles Reagieren und Variieren der Aufgabe erfordern.

Jugendliche dagegen verweigern sich gern einmal den Angeboten. Es liegt an der Begleitern, in solchen Situationen entsprechende Alternativen anzubieten. Aufmerksamkeit und Achtsamkeit sind bei Kindern und Jugendlichen sehr stark vom Alter und von der persönlichen Situation abhängig. Sie verhalten sich entsprechend ihren Entwicklungsstufen unterschiedlich und sind nicht wie Erwachsene zu behandeln. Meditation, Atmung und Bewegung bekommen deshalb beim Waldbaden oft einen anderen Stellenwert. Zudem wird die Unfallgefahr im Wald durch verschiedene Faktoren erhöht.

Kleinere Kinder sind unsicherer in den Bewegungsabläufen, größere Kinder neigen dazu, sich zu überschätzen, und Jugendliche spielen, speziell in gemischten Gruppen, gern den Helden.

Die Solozeit kann Stress hervorrufen, wenn die Kinder es nicht gewöhnt sind, etwas allein zu machen. Es kann zu Angstreaktionen kommen. Unbedingt ist darauf zu achten, dass die Erwachsenen stets alle Gruppenmitglieder im Blick behalten. Die Solozeit ist daher eine besondere Herausforderung.

Der Einfluss der Sinnesorgane
„Nur durch das Tor der Sinne zieht die Welt in das Gemüt des Menschen ein", lautet ein Zitat von William Thierry Preyer, einem englischen Physiologen, der im 19. Jahrhundert lebte.

Die menschliche Wahrnehmung sammelt und verarbeitet Informationen, die wir durch verschiedene Sinneseindrücke gewinnen. Das gilt für Kinder und Erwachsene gleichermaßen. Die bei der Perzeption, so lautet der Fachausdruck für die wahrgenommenen Reize, entstandenen Erkenntnisse werden im Gehirn verarbeitet und mit gespeicherten Mustern abgeglichen. Dabei lassen sich Sinne und Wahrnehmung, annäherungsweise wie Muskeln, trainieren. Diese Tatsache hat natürlich einen besonderen Einfluss auf die Entwicklung von Heranwachsenden. Waldbaden kann hier ein hervorragendes Mittel zum Zweck sein.

Das Auge gewährt den Zugang für das visuelle System, den Sehsinn. Dabei wird die Wahrnehmung der äußeren Gestalt von Gegenständen und Lebewesen trainiert. Er liefert Informationen über Lage, Form und Bewegung und bietet Erkenntnisse zur Unterscheidung von Farben, Dimensionen, Helligkeit und Entfernung. Dieser Sinn ist besonders wichtig für die Entwicklung der Sprache, da er Differenzierungen erlaubt. Außerdem schafft er die Voraussetzung für simultanes und sukzessives Erfassen von Merkmalen.

Das Gehör beliefert das auditive System mit Informationen. Es geht um Unterscheidung, Ortung und Ausgrenzung von Worten, Klängen und Geräuschen. Über das Ohr werden außerdem Lautstärke und Helligkeit von Tönen wahrgenommen. Hier werden wichtige Informationen für die Sprachentwicklung gesammelt und die phonetische Differenzierung wie Unterschiede in der Artikulation entwickelt.

Die Nase versorgt über die Gerüche das olfaktorische und die Zunge über den Geschmack das gustatorische System. Die beiden Sinne hängen eng zusammen und beeinflussen stark die Lebensqualität und die emotionale Befindlichkeit aller Altersklassen.

Das taktile System wird durch Haut, Hand und Mund mit Informationen versorgt. Der Tastsinn trainiert das Temperatur- und das Berührungsempfinden. Er hat großen Einfluss auf die geistige und körperliche Entwicklung, da die Haut das größte Sinnesorgan des Menschen ist.

Das Gleichgewicht beeinflusst das vestibuläre System. Über den Gleichgewichtssinn werden die Lage des Körpers im Raum wahrgenommen, Drehbewegungen bestimmt und Beschleunigungen erfahren. Dieer Sinn gilt als wichtigste Ordnungskraft für alle Reizempfindungen.

Das Waldbaden bietet Zeit, um die Bewegungen des eigenen Körpers zu erforschen und die Körperwahrnehmung zu trainieren. Dabei übertragen spezielle Rezeptoren Angaben über Muskelspannung, Gelenkstellung und die Kraft des eigenen Körpers an das Gehirn.

Das Zusammenspiel der Sinne übermittelt augenblickliche Informationen. Nach deren Verarbeitung werden sie im Gedächtnis gespeichert. Dadurch entsteht ein Lernprozess, der zur Entwicklung von automatisierten Bewegungsmustern führt.

Über die Vorstellungskraft
Die Vorstellungskraft oder Imagination ist eine uralte menschliche Fähigkeit. Wie Höhlenfunde erkennen lassen, besaßen bereits unsere frühen Vorfahren diese Begabung. Während Bilder das Auge direkt erfreuen, sprechen Geschichten unsere inneren Vorstellungen an.

Die Vorstellungskraft wirkt sich direkt auf körperliche Vorgänge aus. Ein Bild kann fröhlich machen, eine Erzählung zu Tränen rühren. Sportler nutzen mentale Techniken beim Training und stellen sich den Sieg bildlich vor. Beim Waldbaden werden u.a. die kreativen Potentiale der Kinder und Jugendlichen angesprochen. Hier findet sich Raum, um etwas selbst zu versuchen oder zu gestalten.

Die Heranwachsenden können Erfahrungen machen, die außerhalb der medialen Überfütterung existieren. Mit der Vorstellungskraft finden sie einen Zugang zu ihren ursprünglichen schöpferischen Kräften. Die individuelle Lebensphantasie wird aktiviert und schafft eine nachhaltige Basis zur Entfaltung der Persönlichkeit. Vorbilder aus den Medien sind hier nicht relevant. Es geht um Phantasie und die Möglichkeit, etwas hinter den Dingen zu erkennen.

Die Vorstellungskraft kann Wirkungen erzielen, die nicht in Worte gefasst werden können. Sie kann sich auf reale Dinge beziehen oder in der Phantasiewelt existieren. Wir können mit den Augen sehen oder mit den Händen greifen. Wir können hören, schmecken oder riechen. Das alles kann Emotionen oder Körperreaktionen auslösen. Je nachdem, was sich die Kinder und Jugendlichen in einer konkreten Situation vorstellen, kann es dabei unter anderem zur Entspannung, Distanzierung oder Konfrontation kommen. Das ist stets abhängig von der eigenen Vorstellungskraft, die nicht zuletzt von der persönlichen Sozialisation beeinflusst wird.

Erfahrungsfelder in der Natur

Wenn Kinder und Jugendliche der Natur begegnen, dann ergeben sich unterschiedliche positive Chancen für ihre weitere Entwicklung. Eine erlebte Naturerfahrung wirkt immer ganzheitlich und komplex auf physischem, psychischem und emotionalem Gebiet. Daher lassen sich die einzelnen Erfahrungsfelder nicht klar voneinander trennen, sondern gehören auch beim Waldbaden zusammen. Wie im weiteren Leben ist hier ein ausgewogener Mix aus alle Anteilen das beste Rezept.

Körperliche Vitalität   Der menschliche Körper steht im ständigen Austausch mit seiner Umwelt. Der Aufenthalt in der Natur beeinflusst unser biologisches System mit vitalisierenden Kräften. Das Immunsystem von Heranwachsenden braucht ein gewisses Maß an mikrobiologischer Biodiversität. Kommen sie in der Kindheit zu selten in Kontakt mit Mikroorganismen, Bakterien und Keimen, dann wird es nicht ausreichend beansprucht und trainiert. Durch den fehlenden Kontakt mit den vielfältigen mikrobiologischen Reizen treten vermehrt Allergien und asthmatische Erkrankungen auf.

Beim Aufenthalt im Freien kommt es durch die Sonnenstrahlung zur Bildung von Vitamin D. Dadurch werden das Knochenwachstum und das Immunsystem gestärkt. Bei ausreichend Tageslicht entwickelt der Körper die Hormone Melatonin und Serotonin. Sie beeinflussen die allgemeine Befindlichkeit und die Konzentration. Serotonin wird auch als

Glückshormon bezeichnet, da die Ausschüttung dieses Botenstoffes den Antrieb steigert und die Stimmung aufhellt.

Die körperliche Vitalität wird natürlich auch durch die frische Luft gesteigert. Der ständige Aufenthalt in geschlossenen Räumen kann zu Kopfschmerzen, Reizbarkeit und Konzentrationsstörungen führen. Diese Effekte werden durch eine vorherrschende Lufttrockenheit und eine erhöhte Raumtemperatur noch verstärkt.

Im Freien muss der Körper auf wechselnde Temperatureinflüsse reagieren. Bei Wärme weiten sich die Hautgefäße und bei Kälte verengen sie sich. Ändert sich die Umgebungstemperatur, beginnt eine Art Training der Gefäße. Mit einer entsprechenden Körpererfahrung kann es zur Anregung des Blutkreislaufs, Aktivierung des Stoffwechsels und der Entschlackung des Körpers kommen.

Psychische Entspannung Untersuchungen haben gezeigt, dass Kinder, die in einem Umfeld mit reichlich Vegetation aufwachsen, besser mit stressigen Lebensereignissen umgehen können und ein größeres Selbstwertgefühl haben. Sie besitzen eine höhere Konzentrationsfähigkeit und sind leistungsfähiger. Jugendliche ziehen oftmals den Gang ins Freie vor, wenn es zu Stress in der Familie kommt oder sie persönliche Probleme verarbeiten müssen.

Amerikanische Wissenschaftler untersuchten mit Hilfe von Studierenden den Zusammenhang von entspannenden Erfahrungen, Selbstregulation und bevorzugten Orten. Settings in der Natur (Strand, Wald, Park etc.) waren dabei die am meisten präferierten Plätze, die mit einem Gefühl der Entspannung und Erholung, einem Weg-Sein aus dem Alltag, dem Vergessen von Sorgen und einem Reflektieren von persönlichen Problemen in angenehmer Atmosphäre verbunden wurden.

Verschiedene Studien haben bewiesen, dass es beim Aufenthalt in der Natur neben der Stressreduzierung auch zur Senkung von Blutdruck und Puls, einer verringerten Atemfrequenz und weiteren positiven Effekten kommt. Außerdem stützen sich andere Theorien auf die Annahme, dass Menschen eine Umgebung bevorzugen, die sie als nicht bedrohlich empfinden und die, im Sinne der Evolution, positive

Eigenschaften für das Überleben aufweist. Das kann beispielsweise eine Lichtung am See sein, die Übersicht, Schutz und Sicherheit bietet, während zugleich Wasser und Nahrung in der Nähe sind.

Der Alltag von Kindern und Jugendlichen verlangt eine hohe Aufmerksamkeit und Konzentration. Er bietet vielfältige Reize und fordert sie durch unterschiedliche Aufgaben. Medienumgang, Verkehr, Lärm und ständig steigende Anforderungen können zur mentalen Erschöpfung führen. Im Naturraum fallen die meisten dieser Stressoren einfach weg. Eine aktive Wahrnehmung ist nicht mehr nötig, da der Wald sich der direkten Kontrolle entzieht. Die Aufmerksamkeit kann auf eine anstrengungslose und unbewusste Ebene wechseln. Richtet sich der Fokus in der Natur auf bestimmte Aspekte, dann entsteht eine bewusste Aufmerksamkeit. Es geht dann um einzelne Eindrücke, wie beispielsweise die Farbe der Baumrinde, die Form eines Blattes oder den Geruch einer Blüte. Diese zielgerichtete Aufmerksamkeit lässt ein Gefühl von Entspannung, Ruhe und Ausgeglichenheit entstehen. Dem hektischen Ablauf in unserer Zivilisationsgesellschaft stellt der Wald seinen ganz eigenen Rhythmus entgegen. Hier ist nichts nach Stunden oder Minuten eingetaktet. Die Natur hat von sich aus eine eigene Zeitstruktur, die nichts mit den gesellschaftlichen Beschleunigungstendenzen zu tun hat. Ihr Tempo liegt erheblich unter dem des menschlichen Alltags.

Der Aufenthalt im Wald erlaubt einen Abstand zum täglichen Leben und benötigt keine funktionale Aufmerksamkeit. Es bleibt noch genügend Raum für frei schweifende Gedanken. Naturräume wirken durch ihren Charakter ästhetisch und wecken positive Emotionen. Sie bieten die Möglichkeit, Neues zu entdecken, und fokussieren Interesse und Aufmerksamkeit. Sie gewähren vielfältige Möglichkeiten wie Bewegung, Ruhe, Gestaltung und Beobachtung und können daher unterschiedliche Bedürfnisse befriedigen.

Wahrnehmung Bereits im Vorschulalter sitzen die Kinder überwiegend und haben oft einen relativ eingeschränkten Bewegungsradius. Mediale Beschäftigungen und monotone Aufgaben in der Schule beanspruchen die Sinne vielfach nur einseitig. Der Wald dagegen erzeugt Eindrücke, die sich an das Sehen, Hören, Riechen, Schmecken und Tasten richten. Wechselnde Lichtverhältnisse, unbekannte Geräusche und Gerüche

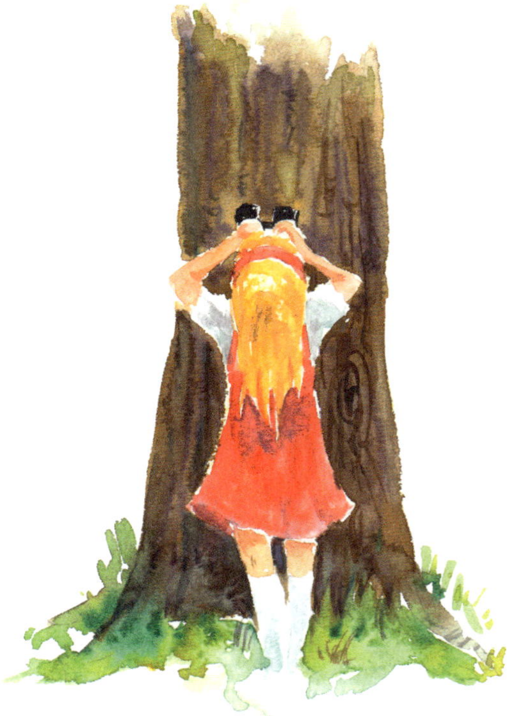

oder die unterschiedliche Beschaffenheit des Waldbodens wecken Empfindungen und Emotionen, lassen die Gedanken schweifen und regen die Phantasie an. Unterwegs im Freien gibt es viele Möglichkeiten zur Wahrnehmung. Ist etwas interessant, dann sehen und hören wir genauer hin. Unterschiedliche Gerüche und Geschmacksnuancen vermitteln neue Erfahrungen. Die verschiedensten Strukturen sorgen für mannigfache Eindrücke. Diese Erlebnisse führen zu einer gesteigerten Wahrnehmungskapazität.

Die Veränderungen, die mit der Witterung sowie den Tages- und Jahreszeiten einhergehen, bieten reichhaltige, komplexe und differenzierte Anreize. Visuelle Eindrücke entstehen durch Landschaft, Farben und Formen. Auditive Impressionen liefern der Wind, die Stimmen der Tiere und Vögel, plätscherndes Wasser oder einfach nur Stille. Naturmaterial, Feuchtigkeit oder Temperatur aktivieren das Fühlen. Der Geruch von Waldboden, Blüten und Moosen stärkt die olfaktorischen Empfindungen. Erfahrungsqualitäten von Naturräumen sind den urbanen Eindrücken in der Vielzahl und in der Qualität deutlich überlegen.

Bewegung Die Bedeutung der Bewegung für die Gesundheit und Entwicklung von Heranwachsenden ist unbestritten. Für Kleinkinder und Vorschulkinder ist sie noch eher Bestandteil des Alltags. Mit Zunahme der Lebensjahre nimmt die Bewegung leider deutlich ab. Schon Schulkinder sitzen einen großen Teil des Tages. Die Bewegungsmöglichkeiten im urbanen Umfeld sind oft auch relativ eingeschränkt. Meist finden sie im eingezäunten Gelände oder in geschlossenen Räumen wie Turnhallen statt und bieten nur vorstrukturierte Bewegungsflächen.

Der Wald ist ein Bewegungsraum, der vielfältige Möglichkeiten eröffnet. Ein Baum kann eine Gelegenheit zum Klettern bieten, Sand und Steine sind tolles Baumaterial, Kastanien und Kienäpfel eignen sich super zum Werfen. Das wechselnd Gelände verlangt nach differenzierten Bewegungsthemen. Intensität und Arten der Bewegung können unterschiedlich ausfallen und damit auch verschiedene Bewegungsbedürfnisse befriedigen. Wald und Lichtung oder Bach und Hügel stellen spezielle Anforderungen an die Kinder und Jugendlichen. Wer sich häufig in der Natur aufhält, ist motorisch geschickter, körperlich fitter und weniger unfallgefährdet. Trittsicherheit, Koordination und Gleichgewicht werden geschult.

Qigong für Kinder und Jugendliche Waldbaden lässt sich besonders gut mit Qigong-Übungen kombinieren, da diese langsam und entspannend sind. Erfahrungsgemäß werden sie von den Kids gern angenommen, was nicht zuletzt an den unkomplizierten Bewegungen und den phantasievollen Namen der Übungseinheiten liegt.

Mit Qigong kann das Gefühl, verwurzelt zu sein, erlernt und die eigene Mitte gefunden werden. Zahlreiche wissenschaftliche Studien konnten bereits die positive Wirkung von Qigong auf Kinder und Jugendliche nachweisen. Es fördert Haltung, Beweglichkeit, Entspannung und natürliche Achtsamkeit. Um zu üben, sind weder spezielle Kleidung noch technische Ausrüstung nötig. Obwohl sich jeder Ort zum Praktizieren eignet, ist es doch am schönsten, wenn man die Bewegungen im Wald ausführt. Qigong ist an keine Religion oder Kultur gebunden. Es ist gleich, ob sportlich begabt oder nicht. Heranwachsende mit unterschiedlichsten Beeinträchtigungen können problemlos Qigong machen. Am Ende wird immer die Freude an der Bewegung überwiegen.

Handlungserfahrung und Selbsterfahrung Im Wald können sich Kinder und Jugendliche ausprobieren und bewähren, da er vielgestaltige Erfahrungsfelder bietet. Hier können verschiedenartige, ungewöhnliche und ungewohnte Eindrücke gewonnen werden. Bei den Handlungserfahrungen entscheidet nicht die soziale Umwelt, sondern die konkrete Situation über Erfolg oder Misserfolg. Es gilt vielleicht, einen Bach zu durchwaten, über einen Baumstamm zu balancieren oder den Brennnesseln auszuweichen. Solche naturgegebenen Handlungserfahrungen bieten sich allein durch den Aufenthalt im Wald. Andere Erlebnisse beim Waldbaden werden per Anregung in den Ablauf eingefügt. Je nach Aufgaben sollen die Kinder und Jugendlichen dann etwas sammeln, suchen oder bauen. Beim Gestalten von LandArt erfahren die Kinder und Jugendlichen auf diese Weise, dass sie etwas aus sich heraus erschaffen. Dadurch erleben sie sich als schöpferisch und kreativ.

Ob gemeinsam in der Gruppe oder allein bei der Solozeit, die Erfahrungen im Wald unterscheiden sich stark von denen, welche die Kinder und Jugendlichen im Alltag machen. Sie können hier ihre Umwelt mit anderen Eindrücken wahrnehmen und sich selbst in unbekannten Situationen kennenlernen. Habe ich Angst vor unbekannten Wegen und Herausforderungen? Ekle ich mich vor Schnecken oder Schmutz? Kann ich mich durchringen etwas zu machen, was ich vorher noch nie gemacht habe? Kann ich bei Partnerübungen meinem Gegenüber vertrauen? Wie fühlt es sich an, wenn der andere mir vertraut?

Was Waldbaden nicht ist

Waldbaden ist kein Biologieunterricht. Hier geht es nicht um Wissensvermittlung und Lerninhalte. Auch das Ökosystem Wald, Funktionen des Waldes oder der Schutz des Waldes sind keine Themen, die hier explizit zur Sprache kommen. Es geht nicht darum, etwas zu lernen, sondern etwas mit allen Sinnen zu erfahren. Achtsamkeit und Entschleunigung sind die Faktoren, die beim Waldbaden zum Tragen kommen. Es gibt keine Heldenreise und kein Survivaltraining. Natürlich soll die Liebe zum Wald geweckt werden, aber es geht nicht um Umweltbildung. Es gibt keinen Bildungsplan und keine dementsprechende pädagogische Arbeit, die sich auf naturkundliche Kenntnisse bezieht. Niemand muss alle Bäume erkennen oder die Stimmen der Vögel zuordnen können.

Beim Waldbaden handelt es sich jedoch nicht um ein einfaches Spazierengehen durch den Wald. Aber auch das andere Extrem entfällt: Gerannt und aktiv oder gar exzessiv Sport getrieben wird hier auch nicht. In Deutschland ist Waldbaden bisher „nur" eine alternative Methode. Wer sich dafür interessiert, muss selbst handeln und die Initiative ergreifen, auch wenn Jogger und aktive Wanderer uns dabei manchmal belächeln.

Es handelt sich hier um eine relativ „einfache" Vorgehensweise. Sie ist präventiv wirksam und kann auch im Alltag sowie allein sehr gut durchgeführt werden. Waldbaden ist ein eher absichtsloses Tun und keine Wald- oder Naturtherapie, Waldcoaching oder Wald- und Naturpädagogik.

Der Wald schenkt uns Menschen mehr als nur Entspannung. Er heilt uns und stärkt die Gesundheit. Das macht er ganz ohne Rezept und Honorar. Nur mit Blätterrauschen, Vogelgesang, seinem betörenden Duft und manchmal etwas plätscherndem Wasser.

Unterschied zur Natur- und Umweltpädagogik, Wildnispädagogik, Natur-Coaching und Waldtherapie

Die Natur- und Umweltpädagogik hat sich als Ziel – neben der Annäherung an die Natur – die Umwelterziehung, die Bildung zur nachhaltigen Entwicklung und die Vermittlung von Gestaltungskonzepten gesetzt. Sie betrachtet die Natur als begrenzte Ressource und als etwas Schützenswertes. Die pädagogischen Inhalte beschäftigen sich mit Spielen und Übungsformen mit Naturbezug. Außerdem liefern sie Lerninhalte zu ökologischen, ökonomischen und sozialen Kernthemen. Als Methoden werden hier Anleitungen zu Spielen und Übungen vermittelt. Außerdem strebt man hier ein selbstbestimmtes Lernen mit Bezug zum Lebensumfeld, z.B. mit Planspielen, Experimenten und Aktionen, an.

Die Wildnispädagogik lehrt, wie man sich in der Natur zu Hause fühlt. Sie vermittelt praktische und geistige Fähigkeiten und fördert den Gemeinschaftssinn. Ihr Ziel ist es auch, menschenunabhängige und naturtypische Abläufe erlebbar zu machen. Hier werden die Natur und der Mensch als ganzheitlich verbundene Einheit betrachtet. Es werden Erfahrungssituationen vermittelt. Es geht ums Feuermachen, Spurenlesen und einfaches Lagerleben.

Beim Natur-Coaching geht es darum, Menschen zu helfen. Hier wollen ausgebildete Coaches mithilfe der Natur die Lebensqualität von Klienten nachhaltig verbessern und ihre persönliche Entwicklung positiv beeinflussen. Die Natur ist hier Vermittler und hilft Wege aufzuzeigen, um aus persönlichen oder beruflichen Krisen herauszufinden.

Die Waldtherapie ist, wie der Name schon sagt, die therapeutische Behandlung von Patienten mit einer medizinischen Diagnose. Meist handelt es sich dabei um Erkrankungen der Atemwege, des Herz-Kreislauf-Systems oder des Bewegungsapparates. Auch psychosomatische Beschwerden können mit dieser Methode von den Therapeuten behandelt werden.

Was Waldbaden nicht kann

Waldbaden an sich ist keine Therapie. Gesundheitliche und psychologische Probleme gehören in die Hände des entsprechenden Fachpersonals. Waldbaden kann jedoch Prävention sein oder zur unterstützenden Rehabilitation eingesetzt werden. Es kann viel bewirken, ist aber kein Allheilmittel. Waldbaden ist eine Methode zur Stressbewältigung und dient der Gesundheitsvorsorge.

WARUM WALDBADEN KINDERN UND JUGENDLICHEN SO GUTTUT

Nur weil man jung ist, heißt es noch lange nicht, dass das Leben einfach ist. Probleme, die einem Erwachsenen unbedeutend erscheinen, haben für die Heranwachsenden oftmals eine große Bedeutung und sollten keineswegs unterschätzt werden. Wer sich mit dem Thema Waldbaden befasst, der stößt schnell auf die Schlagwörter Entschleunigung, Entspannung und Stress-Management. Das sind doch Argumente, die für Menschen gelten, die im Arbeitsprozess stehen. Haben denn Kinder in der heutigen Zeit ähnliche Probleme wie Erwachsene?

Und überhaupt: Hat der Wald denn gegenwärtig noch irgendeine Bedeutung im Leben der Heranwachsenden? Sehen sie ihn als ein artenreiches Biotop aus dem Unterricht, als Abenteuerspielplatz oder als eine Ansammlung von Bäumen? Je nachdem, ob der Wald bisher im Leben der Kinder und Jugendlichen eine Rolle gespielt hat oder ob er ihnen vollkommen fremd ist, wird die Lust zum Waldbaden variieren. Einerseits ist es wichtig, dass gerade junge Menschen eine emotionale Beziehung zur Natur aufbauen, um sensibel mit ihrer Umwelt umzugehen. Unsere aktuelle Lebensweise neigt dazu, irreversible Umweltschäden heraufzubeschwören. Nur wenn wir etwas kennen, verstehen und ein Gefühl dafür haben, dann werden wir es auch schützen.

Anderseits kann der Wald auch viel für die Kinder tun. Schon ein einfacher Waldspaziergang spricht alle Sinne an. Sehen, hören, riechen, schmecken und fühlen erhalten hier eine ganz andere Dimension. Beim Waldbaden wird alles verstärkt. Es heißt: „raus aus der Hektik", weg vom Lärm und den Kopf frei bekommen. Das hört sich einfach an, ist aber für viele Heranwachsende eine große Umstellung. Die allgemeinen Trends in unserer Gesellschaft haben sich in den letzten Jahren immer mehr in Richtung Leistungsorientierung verschoben. Das hat auch Auswirkungen auf Kinder und Jugendliche. Ihre Lebenswelten sind durch beständige Veränderung, Vielschichtigkeit und Komplexität gekennzeichnet. Die klassische Familie hat sich in verschiedene Formen gewandelt. Bei Ein-Kind-Familien kommt es oft zu einer verstärkten Konzentration auf das Einzelkind. Patchworkfamilien und mehrere Geschwisterkinder können zur Konkurrenz untereinander führen. Die Erziehungshaltungen haben sich stark verändert und unterscheiden sich bei gleichaltrigen Freunden oft sehr. Medien sind schon im Vorschulalter allgegenwärtig. Die Kinderzimmer quellen meist über vor Spielzeug, das vorgefertigt ist und wenig Raum für eigene Ideen lässt. Es gibt eine Unmenge an Freizeitangeboten. Diese gehen gleichzeitig mit einer immer geringer werdenden persönlichen Freizeit und Leistungsdruck einher. Häufig sehen sich schon Grundschulkinder hohen Leistungserwartungen durch ihre Eltern ausgesetzt. Oftmals konkurrieren die Schüler auch untereinander.

Zusammenfassend lassen sich für alle Altersgruppen einige grundsätzliche Ziele formulieren:

- Verbesserung der Konzentration
- Verbesserung der körperlichen Fitness
- Steigerung der emotionalen Stabilität
- Förderung des Sozialverhaltens
- Angemessener Umgang mit Leistungsdruck

Durch die einzelnen Übungsaufgaben werden, je nach Altersstufe, konkrete Intensionen angestrebt. Diese können u. a. eine Verbesserung, bezogen auf folgende Punkte, erreichen:

- Konzentration
- Impulsivität und Emotionen
- Räumliche Vorstellungskraft
- Körpergefühl
- Koordination
- Motorik

Sind unsere Kinder im Stress?

Häufig sind schon die Tage der Vorschulkinder durchgeplant – kindliche Früherziehung, Ballett, eine Fremdsprache im Kindergarten. Mit der Einschulung geht es rasant weiter. Vollgepackte Stundenpläne, Sporttraining, Arbeitsgemeinschaft, Nachhilfestunden in etlichen Fächern.

In der Schule wird Leistung erwartet, die nicht jeder erbringen kann oder will. Zusätzlich zum Leistungsdruck kommen zwischenmenschliche Probleme. Nicht immer ist das Lehrer-Schüler-Verhältnis von gegenseitiger Akzeptanz, Wertschätzung und Offenheit geprägt. Aber auch innerhalb der Klasse kann es zu Nichtbeachtung, Zurückweisung oder Ausgrenzung kommen. Echte und scheinbare Ungerechtigkeiten werden von Heranwachsenden oft noch viel intensiver empfunden. Ein ideales Klassenklima baut auf Zusammenhalt und gegenseitige Unterstützung. Leider sieht der Alltag oft anders aus. Viele Kinder leiden unter Fremdheitsgefühl, Ausgeschlossensein oder sogar Gewalt. Solche Situationen sind der pure Stress.

Es gibt aber auch genügend Stressquellen innerhalb der Familie. Dazu gehören Konflikte zwischen den Eltern, zwischen Eltern und Kindern oder die Geschwisterrivalität. Auch ein niedriger sozialer Status, akute Geldsorgen oder gesundheitliche Probleme sind Stressfaktoren. Sie müssen nicht immer direkt in der Person der Heranwachsenden zu finden sein, sondern können auch aus ungünstigen situativen Bedingungen entstehen. Wohnsituationen, die keine Rückzugsmöglichkeit zulassen. Verkehrslärm, der ins Zimmer dringt und die Schularbeiten oder sogar das Schlafen stört. Ablenkung durch ständigen Medienkonsum, der oftmals falsche Ideale und Vorbilder vermittelt.

Bei Jugendlichen spielen die Suche nach möglichen Perspektiven und Sinnerfahrungen eine große Rolle. Die schulischen Leistungen stehen im konkreten Bezug zu beruflichen Ausbildungschancen und Lebensperspektiven. Die Frage, was man mit seinem Leben anfangen soll, ist an sich schon stressig genug. Sie geht oft mit einem Sinnlosigkeitserleben durch mangelnde Perspektiverfahrungen einher.

Wie äußert sich Stress bei Kindern?

Für die meisten Heranwachsenden ist leider die Schule Stressfaktor Nummer 1.[8] Das äußert sich oft durch körperliche Symptome wie Schlafprobleme, Kopf- und Bauchschmerzen sowie anhaltende Müdigkeit. Manche Kinder reagieren wütend oder zornig und neigen zu gesteigerter Aggression. Andere dagegen begegnen den vermehrten

Anforderungen mit depressiven Verstimmungen oder sozialem Rückzug. Aber auch Unruhe, Unkonzentriertheit, Erschöpfung, verminderter oder gesteigerter Appetit und Hauterkrankungen sind Folgen von Stress. Darunter leidet dann auch das Familienleben.

Die Art, wie Kinder und Jugendliche mit Stress und Überbelastung umgehen, kann ganz unterschiedlich sein. Einige bewältigen den Druck, indem sie sich streiten, schlagen oder etwas zerstören. Das ist die aggressivste Form beim Bewältigungsverhalten. Manche ändern auch ihr persönliches Benehmen, indem sie sich der Situation entziehen, sie ignorieren oder sie leugnen. Einzelne übernehmen wiederum die Rolle des Klassenclowns oder des Outsiders.

Waldbaden als Stressbewältigung

Lärm und Umweltbelastungen strapazieren die Sinne und lassen die Konzentration sinken. Im Wald ändert sich auf einmal alles: der Geruch, die Geräusche und das, was die Augen erblicken. Schon nach kurzer Zeit ist der Unterschied zu spüren. Stress bedeutet, dass ein Teil des Gehirns regelrecht überfordert ist. Beim Waldbaden verringert sich die Aktivität der Gehirnteile, die für Problemlösungen zuständig sind. Stattdessen werden die Areale angesprochen, die für Gefühle, Entspannung und Kreativität stehen. Die Wissenschaft hat inzwischen genug Belege dafür gesammelt, dass der Aufenthalt im Wald den Blutdruck senkt, die Nerven entspannt, Ängste löst und bei Schlafstörungen hilft.

Für die Heranwachsenden, die selten einen engen Bezug zum Wald haben, kann das Waldbaden neue Situationen schaffen, die ihr Selbstwertgefühl steigern. Kleine Übungen innerhalb des Ablaufs erfordern eine konstruktive Problemlösung und vermitteln ein positiveres Grundgefühl. Werden in diesem Zusammenhang die Stärken der Kinder und Jugendlichen hervorgehoben, dann hebt das deren Selbstbewusstsein. Lob und Anerkennung für das Verhalten und den Umgang mit ungewohnten Situationen können einen positiven Effekt auslösen.

Neue Erfahrungen stärken das Selbstvertrauen und regen zum Experimentieren an. Wer ohne Druck kreativ ist, fühlt sich gut. Entsprechende

Freiräume und Solozeiten schaffen Platz zum Nachdenken, Abschalten und Träumen. Entspannen und Bewegen ist angesagt. Alle Sinne kommen zum Einsatz. Und man kann richtig Spaß zusammen haben.

Warum Kinder und Jugendliche das Innehalten erlernen sollten

Schon in der frühen Kindheit werden bei uns elementare Schutz- und Risikofaktoren ausgebildet. Es ist daher besonders wichtig, dass gesundheitsförderliche Verhaltensweisen bereits frühzeitig geübt werden. Mit dem Waldbaden für Kinder und Jugendliche kann das spätere Gesundheitsverhalten positiv beeinflusst werden. Hier wird Zeit für Entspannung und Körperwahrnehmung angeboten, die im Alltag oft fehlt.

Achtsamkeits- und Entspannungstraining sind ein wichtiges Modul des salutogenetischen Gesundheitsverständnisses, das die Stärkung der gesundheitsförderlichen Ressourcen in den Fokus rückt. Körper- und bewegungsbasierte Ansätze erlauben den Kindern einen Zugang zu den Achtsamkeits- und Selbsterfahrungstechniken.

Achtsamkeit ist das Thema, welches bereits im Kindergarten hoch im Kurs steht. Es geht darum, innezuhalten, um den Körper zu erspüren, gesundheitsfördernde Rituale zu schaffen oder eine Rhythmisierung durch Bewegungsgeschichten zum Stressabbau zu entwickeln. Stille, Meditation und Atemschulung haben inzwischen auch einen entsprechenden Stellenwert in den Bildungsplänen der einzelnen Bundesländer bekommen.

Gesund sein und bleiben hängt nicht zuletzt davon ab, ob es den Heranwachsenden gelingt, sich entsprechend zu entspannen. Die intensiven Reize, denen schon jüngere Kinder ausgesetzt sind, brauchen als Gegenpart eine entsprechende Möglichkeit zur Regeneration. Fehlt diese über einen längeren Zeitraum oder sogar ganz, dann ist chronischer Stress vorprogrammiert. Der wirkt sich negativ auf körperlich-vegetativer, emotionaler und kognitiver Ebene aus. Die Folge sind beispielsweise Aufmerksamkeits- und Konzentrationsprobleme.

Achtsamkeit bedeutet Innehalten und ist eine Zeit, bei der die Reizüberflutung ausgeblendet werden soll. Mit Körperwahrnehmung, Achtsamkeitstraining sowie Konzentrations- und Kongnitionstraining entsteht eine gesündere Lebensführung. Geplante Auszeiten dienen der individuellen, persönlichen Entwicklung und leisten Beiträge zur allgemeinen Förderung der Gesundheit.

Mit den entsprechenden Übungen werden folgende Effekte erzielt:

- Steigerung des Wohlbefindens (körperlich und geistig)
- Förderung der Konzentration
- Entwicklung der Vorstellungskraft
- Verbesserung der Körperwahrnehmung
- Abbau von Stress und Ängsten
- Entspannung, Lockerung und Dehnung der Muskulatur
- Mobilisation der Gelenke (z.B. Qigong)
- Steigerung des Selbstwertgefühls
- Entwicklung persönlicher Kompetenzen
- Allgemeine Gesundheitsförderung

Grüne Resilienz und Salutogenese – die Widerstandsfähigkeit eines Menschen

Unter Resilienz versteht man die Fähigkeit, schwierige Lebenssituationen ohne anhaltende Beeinträchtigung zu überstehen. Die psychische Widerstandskraft ist nötig, um seelisch stabil und körperlich gesund zu bleiben. Inzwischen hat sich auch der Fachbegriff „grüne Resilienz" herausgebildet. Es ist wissenschaftlich bewiesen, dass sich Selbstvertrauen, Selbstwirksamkeit und soziale Kontaktfähigkeit durch den Aufenthalt in der Natur verstärken. Außerdem steigern sich noch Lösungsorientierung, Akzeptanz und realistischer Optimismus. Umweltmedizin, Natursoziologie und Naturpsychologie haben den Beweis erbracht, dass besonders beim Aufenthalt im Wald die physische und psychische Lebenskraft wächst. Das sind beste Voraussetzungen, um gelassener und glücklicher zu werden. Dadurch steigert sich die körperliche, seelische und soziale Gesundheit.

Auch für die Heranwachsenden bedeutet das, dass Erschöpfungszustände, Leistungsbeeinträchtigungen und Konzentrationsschwierigkeiten positiv beeinflusst werden können. Der Aufenthalt im Wald nimmt Einfluss auf die physiologisch-vegetative, die kognitiv-emotionale und die verhaltensbezogene Ebene der Kinder und Jugendlichen. Ein einmaliges Waldbaden wird sicher nicht alle Probleme sofort lösen können. Eine Änderung im Sozialverhalten und das Nachlassen von Lust- und Antriebslosigkeit sind aber schnell festzustellen. Eine mehrmalige Teilnahme kann Kopf- und Bauchschmerzen, Ein- und Durchschlafstörungen wie auch körperliche Unruhe vermindern.

Die Salutogenese beschäftigt sich mit der Frage: Wie entsteht Gesundheit und wie erhalten wir sie? Aaron Antonovsky, ein israelisch-amerikanischer Wissenschaftler, entwickelte im Zuge dieser Problemstellung einen Ansatz, der sich darauf konzentriert, gesundheitsfördernde Bedingungen zu suchen. Es geht nicht darum, alles zu vermeiden, was krank macht, sondern zu stärken, was die Gesundheit unterstützt. Besonders bei Kindern und Jugendlichen gilt es, diese Fähigkeit zu entwickeln und zu intensivieren.

Beim Waldbaden wird diese Fähigkeit auf jeden Fall angesprochen. Bewegung wechselt sich ab mit Sinnes- und Wahrnehmungsübungen. Phantasie, Kreativität und Sozialkompetenz werden stimuliert. Die Heranwachsenden erkennen den Wald in seinen Zusammenhängen und erleben Verstehbarkeit. Üben, Entdecken und Gestalten entwickeln das Vertrauen in die eigenen wachsenden Kräfte und Fähigkeiten und lassen Handhabbarkeit erleben. In gemeinsamen Aktionen und in der Solozeit entdecken sie die Sinnhaftigkeit des eigenen Handelns, Fühlens und Denkens.

Entspannung für Kinder und Jugendliche?

Meist herrscht das Vorurteil, dass die Heranwachsenden doch viel zu unruhig seien, um an Entspannungsübungen teilzunehmen. Das ist aber nur bedingt richtig. Bei einem ausgewogenen Wechsel von Aktivität und Ruhephasen lassen sich viele Kinder und Jugendliche problemlos an verschiedene Entspannungsverfahren heranführen. Das können bewegte

Übungen wie Qigong oder leichte Yoga-Sequenzen sein, aber auch stille Entspannungstechniken wie eine einfache Atemmediation. Solche Techniken heißen emotionsregulierende Strategien. Sie können problemlos erlernt und auch später im Alltag genutzt werden. Kinder und Jugendliche sind im Allgemeinen eine ideale Zielgruppe, weil frühzeitiges Lernen die Voraussetzung für späteres Anwenden ist. Allerdings sollten die Entspannungstechniken zur Altersstruktur passen und den Interessen der meisten Kinder entgegenkommen. Sonst verkehrt sich der angestrebte positive Effekt ins Gegenteil. Es kann immer Kinder geben, die sich dabei langweilen oder andere Kinder stören. In diesem Fall ist es wichtig, nach Alternativen zu suchen.

Kind sein ist keine einfache Sache. Kinder müssen tagtäglich eine Flut von Eindrücken und Gefühlen bewältigen. Es liegt an uns Erwachsenen, ob sie zu selbstbewussten, eigenständigen und respektvollen Menschen werden. Die Natur kann uns dabei helfen.

Stärkung von Selbstbewusstsein, Selbstverantwortung und Sozialkompetenz

Beim Waldbaden erleben die Kinder und Jugendlichen ihre Umwelt ganz neu. Bekannte und gewohnte Sinneseindrücke werden von neuen und fremden Wahrnehmungen abgelöst. Diese neue Situation spricht ihr Selbstbewusstsein an. Echte und vermeintliche Gefahrensituationen erwarten ein gewisses Maß an Selbstverantwortung. Paar- und Gruppenübungen verlangen eine entsprechende Sozialkompetenz. Werden diese Komponenten angesprochen und auch positiv erlebt, steigt die körperliche und psychische Sicherheit der Heranwachsenden. Dazu brauchen sie klare und konsistente Strukturen sowie eine angemessene Betreuung. Das Waldbaden soll positive soziale Normen vermitteln.

Trotz aller Regeln können gewisse altersgerechte Varianten für Gruppenzugehörigkeit und Partizipation offenbleiben. Dadurch wird das Selbstwertgefühl der Heranwachsenden gestärkt. Das gemeinsame Erörtern von Problemlösungen und die Kooperation untereinander steigern die Sozialkompetenz und die Selbstverantwortung. Miteinander entscheiden, ausprobieren oder sich auch mal eine Auszeit nehmen sind Möglichkeiten, die sie beim Waldbaden für sich in Anspruch nehmen können.

Der Einfluss der Natur auf die unterschiedlichen Altersstufen, Lebens- und Entwicklungsphasen

Der Einfluss von Naturerfahrungen für die Entwicklung von Kindern wird grob in drei verschiedene Bereiche unterteilt. Die mentale Entwicklung bestimmt das Wohlbefinden, die Selbstwahrnehmung, das Selbstkonzept und die Sachkompetenz. Die physische Entwicklung beschreibt die Gesundheit und die körperliche Mobilität. Bei der sozialen Entwicklung geht es um Spielverhalten und Sozialkompetenz. Diese drei Kategorien lassen sich nicht voneinander trennen, sondern greifen nahtlos ineinander.

Bewegen sich schon kleine Kinder viel in der freien Natur, dann haben sie eine hohe Körperaktivität und sind daher seltener übergewichtig. Sie sind motorisch und körperlich fitter. Das senkt eine mögliche Unfallgefahr. Die Stärkung der Immunabwehr führt zu einer geringeren Anfälligkeit für Krankheiten sowie Allergien und Asthma-Erkrankungen.

Der Aufenthalt im Freien baut bei Schulkindern Stress ab und fördert die Entspannung. Er begünstigt die innere Ausgeglichenheit und verbessert das allgemeine Wohlbefinden. Durch wechselnde Herausforderungen erhöht sich die Selbstwirksamkeit. Darunter versteht man die Überzeugung, auch schwierige Situationen und unbekannte Herausforderungen aus eigener Kraft erfolgreich zu bewältigen.

Beim Spielverhalten sind Kreativität, Phantasie und Einfallsreichtum gefragt. Viele Spiele erhalten einen ausdauernden, komplexen und zielgerichteten Charakter. Gleichzeitig sind Kooperation, Kommunikation und Interaktion gefordert. Dadurch entwickeln sich Sozialverhalten und Empathie positiv. Demzufolge verringert sich die Anzahl möglicher Konflikte und es kommt bei vermehrter Lösungskompetenz gleichzeitig zu einem geringeren problematischen Verhalten.

Das Jugendalter steht für die Phase des Übergangs. Was für die Schulkinder gilt, betrifft natürlich vom Prinzip her auch die Jugendlichen. Durch den zunehmenden Medienkonsum kann es in dieser Lebensphase zu einer möglichen Naturentfremdung kommen. Die ist natürlich auch vom sozialen Umfeld, der Prägung des Elternhauses und der Milieuspezifik abhängig und gesellschaftlich differenziert. Allgemein wird davon ausgegangen, dass ein niedrigeres Bildungsniveau mit weniger Naturkontakten und mehr Gleichgültigkeit einhergeht. Allerdings gilt auch, dass der Naturbezug im Jugendalter eher abnimmt, da jetzt viele andere Themen wichtiger sind. Dabei geht es um Identitätsfindung, Ablösung vom Elternhaus und ähnliche Problematiken. Die Motivation, sich in der Natur aufzuhalten, steigt, wenn dabei an jugendliche Bedürfnisse und Themen angeknüpft wird. Bieten sich Möglichkeiten zur kreativen Gestaltung, sind Aktivitäten frei wählbar, oder gibt es einen Zusammenhang von Natur und Technik, wie beispielsweise beim Geocaching, dann steigt das Interesse wieder. Die Jugendlichen suchen nach Erfolgserlebnissen, Anerkennung und sozialem Austausch. Herausforderungen bewältigen, Abenteuer bestehen und Neues entdecken sind Erfahrungen, an denen die Jugendlichen wachsen.

Grundsätzlich hat das Waldbaden folgende Auswirkungen auf Mensch und Psyche:[9]

- Es bringt dich in die Ruhe.
- Es fördert deine Konzentration.
- Es entspannt.
- Deine Gedanken können frei umherschweifen.
- Es schärft deine Sinne.
- Du kannst tiefer atmen.
- Deine Stimmung hellt sich auf.
- Du kannst dich inspirieren lassen.
- Deine Intuition vertieft sich und wird klarer.

- Du kannst Glücksgefühle empfinden.
- Du gewinnst an Lebensenergie.
- Du entwickelst ein Gefühl für die Natur und das für uns alle Gemeinsame in ihr.

Waldbaden für Körper, Geist und Seele – Achtsamkeitselemente

Ruhiger, langsamer und leiser werden funktioniert nicht auf Kommando. Es braucht auch im Wald schon eine Weile, bis der Alltagsstress abfällt. Das Zauberwort heißt Achtsamkeit. Doch auch die will erfahren, gelernt und geübt sein. Entschleunigung, Gelassenheit oder etwas nicht werten kann bisweilen recht schwierig sein. Das Nichthandeln und die Absichtslosigkeit fallen selbst vielen Erwachsenen schwer. Beim Waldbaden können zum Glück verschiedene Wege zur Achtsamkeit führen.

Kleinere Kinder lieben Orte, die ihnen das Gefühl von Sicherheit vermitteln. Mit ihnen können Sie daher länger an einem Platz verweilen, wenn die dort vorhandenen Naturmaterialien ihre Sinne ansprechen. Viele Heranwachsende haben durch ihren Alltag ein Konzentrationsproblem und wollen schnell eine neue und weitere Aktivität. Sie brauchen Zeit, um bei sich anzukommen. Erkundende und gestaltende Aktivitäten sind dafür ein passender Einstieg. So können Sie beispielsweise zu Beginn des Waldbadens einen gemeinsamen Platz suchen und gestalten, der als Ausgangs- und Endpunkt für die Unternehmung dient.

Perspektivwechsel und Rollenspiele werden von Vorschul- und Grundschulkindern gern angenommen. Fast alle der Jüngeren lieben es, sich vorzustellen, ein Tier zu sein. So kann man sie spielerisch an verschiedene Sinneswahrnehmungen heranführen. Ältere Kinder dürfen in eine andere Lebenssituation eintauchen. Sie sind Tierfilmer, Entdecker oder Indianer. Damit trainieren sie, aufmerksam zu sein, und schenken ihrer Umgebung die entsprechende Beachtung.

Ruhige und achtsame Übungen werden besser akzeptiert, wenn sie sich mit anderen Aktivitäten abwechseln und nicht zu lange ausgedehnt werden. Für etwas größere Kinder ist die Solozeit oft eine spannende

Sache. So können sie eigene Abenteuer erleben und eine Art Freiheit genießen. Jugendliche zeigen oft weniger Interesse an Spielen, welche die Jüngeren noch begeistert haben. Hier sind Aktivitäten sinnvoll, die auch bei Erwachsenen ankommen.

Körper

Der Aufenthalt im Wald lässt reichliche Bewegungserfahrungen zu. Die unterschiedlichen Landschaftsformen und Gegebenheiten laden zum Rutschen, Balancieren oder Klettern ein. Besonders anregend für das Gleichgewicht sind Gehen und Laufen auf unterschiedlichen Bodenbeschaffenheiten. Leichte Bewegungsspiele, vor allem für kleinere Kinder, bieten im Gelände eine besondere Herausforderung. Schon das Überqueren eines Baches, einen Berg oder Hügel hinaufzusteigen oder einen Baumstamm zu überwinden, ist für viele Heranwachsende Neuland und fordert sie körperlich. Auch das zu Fuß Unterwegssein und sich dabei durch unebenes Gelände zu bewegen ist für einige Kinder eine neue Erfahrung. Wird dabei auf einen oder beide Schuhe verzichtet, entstehen oft vollkommen neue Eindrücke.

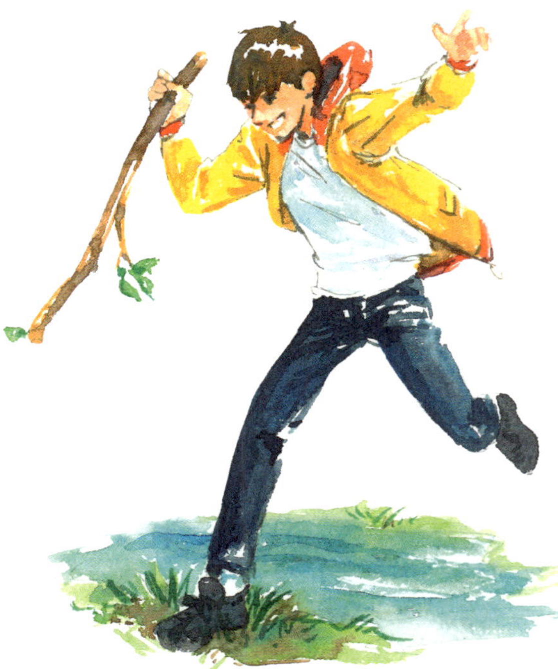

Einen Baum anfassen und umarmen ist für viele ein ungewohntes Erleben. Mit verbundenen Augen von einem Partner geführt werden ist eine motorische Herausforderung. Beim Sammeln von und Gestalten mit Naturmaterialien wird neben der Kreativität auch die Feinmotorik der Kinder angesprochen. Gemeinsam etwas zu bauen, wie beispielsweise ein Labyrinth, beschäftigt den Körper und ist gleichzeitig eine Kooperations-, Interaktions- und Kommunikationsübung.

Geist
Kreative Gruppenaufgaben fördern die Phantasie der Heranwachsenden. Das kann das Ausdenken eines Tanzes oder eines Gedichtes sein oder das Musizieren mit Naturmaterial wie Klanghölzern. Naturmaterialien mit gleichen oder gegensätzlichen Eigenschaften zu finden, mit verbundenen Augen zu erraten, was man in die Hand gedrückt bekommt oder einem Baummärchen zu lauschen, sind Übungen, die neue Erfahrungen bieten. Den Wald durch einen Spiegel oder eine Lupe zu betrachten, verändert den Blickwinkel auf die Umwelt. Mit verbundenen Augen konzentrieren wir uns auf Geräusche oder Gerüche. Werden wir von einem Partner ein Stück des Weges geführt, entwickeln sich Vertrauen und Mut.

Seele
Meditative Übungen, bei denen wir uns wie ein Tier bewegen oder einen Baum im Wind nachahmen, sprechen viele Kinder an. Wer im Frühjahr das Ohr an einen Baum legt, kann hören „was er spricht". Einer Fantasiereise zuhören, einen Baum umarmen oder sich einfach ins Gras legen sind Erfahrungen, welche die Heranwachsenden im Alltag selten machen. Um sich mit der Umgebung zu identifizieren, können sie sich in ihrer Vorstellung in ein Tier oder einen Baum verwandeln oder versuchen, sich unsichtbar zu machen. Sichtbar werden wir, wenn wir die eigenen Körperumrisse mit Zapfen oder Steinen umlegen.

Wer als Kind und Jugendlicher oft und gern im Wald unterwegs war, der hütet diese Erinnerungen ein Leben lang und gibt sie später an seine Kinder weiter. Es passiert nicht selten, dass man während des Waldbadens begeisterte Sätze hört, die mit „Mein Papi hat mir erzählt, er hat damals auch ..." anfangen.

EINIGE PRAKTISCHE TIPPS VOR BEGINN

Der Wald ist kein Park mit glatten Wegen und netten Parkbänken. Es macht Sinn, sich stets bewusst zu sein, dass die Natur auch Gefahren birgt. Darum ist eine gute Vorbereitung äußerst wichtig. Im Notfall kann sie Leben retten. So wohltuend, wie das Waldbaden von vielen empfunden wird, sollte man dabei aber nicht vergessen, dass der Wald auch andere Empfindungen hervorrufen kann. Der Aufenthalt im Freien kann besonders bei Stadtkindern Widerstand wecken. Dabei kann es sich um Ängste vor Tieren, dem Alleinsein, dem möglichen Verlaufen oder der heraufziehenden Dunkelheit handeln. Manche Kinder und Jugendliche ekeln sich auch vor unbekannten Situationen und Begegnungen. Matsch und Dreck, Schnecken und feuchtes Moos oder Insekten sind nicht jedermanns Sache. Neben konkreten Gefahren wie Verletzungen, Wespen- oder Bienenstichen und einer Infektion durch Zecken können vor allem die jüngeren Heranwachsenden durch ein „Zuviel" an Naturkontakten überfordert werden. Bei kleineren Kindern ist es auch möglich, dass sie anfänglich ihre Kräfte überschätzen und am Ende müde und unleidlich werden. Eine ähnliche Wirkung kann sogar ein längerer, ungewohnter Aufenthalt im Freien haben.

Festes Schuhwerk, zur Jahreszeit passende Kleidung und ein Rucksack mit etwas zum Trinken und einem kleinen „Notproviant" sollte jeder Teilnehmende zum Waldbaden mitbringen. Wenn möglich, sollten die Trinkgefäße nicht aus Glas sein, um Bruchgefahr zu vermeiden. Außerdem ist es von Vorteil, wenn sie keine größeren Öffnungen haben, damit keine Wespen oder Insekten hineinfliegen. Eine isolierende Sitzunterlage ist für eine Rast bei feuchterem Wetter zu empfehlen. Das Gepäck könnte bei kleineren Kindern ein Problem werden, da ihnen das lange Rucksacktragen vielleicht zu anstrengend ist oder der Rucksack die Bewegung einschränkt. Eine entsprechende Lösung ist vorher abzusprechen.

Auch wenn man als Privatperson mit der Familie unterwegs ist, sollte man sich am „Selbstverständnis zum Umgang mit dem Wald" (siehe Seite 75) orientieren.

Wind und Wetter

Im Wald sind das Wetter und die richtige Kleidung entscheidende Wohlfühlfaktoren. Mit Bekleidung nach dem Zwiebelprinzip kann, je nach Bedarf, mal etwas mehr oder weniger angezogen werden. Je nach Jahreszeit sind aber einige Grundregeln zu beachten. Gerade kleinere Kinder sollten bei feuchterem Wetter mit Stiefeln und Matschhose ausgerüstet sein. Optimal bei feuchtem Wetter ist das Mitführen von einem Paar Ersatzstrümpfen und zwei Gefrierbeuteln in Fußgröße. Bekommt ein Kind doch einmal nasse Füße, so wechselt man die Socken und zieht die Beutel über die trockenen. Somit kann der nasse Schuh keine kalten Füße verursachen.

Im Winter sind Mütze und Handschuhe unbedingt angesagt. Bei Letzteren ist es empfehlenswert, ein zweites Paar einzustecken.

Kommt es zu Sturm und Starkregen, sollte das Waldbaden abgebrochen werden. Bei solchen Witterungsbedingungen ist der Aufenthalt im Wald einfach zu gefährlich. Gleiches gilt natürlich auch für auftretende Gewitter.

Zecken und andere Plagegeister

Um Insektenstiche zu vermeiden, können sich alle vor Beginn des Waldbadens mit einem handelsüblichen Insektenschutzmittel einreiben. Vor Zeckenbissen schützt enganliegende, helle Kleidung. Hier sind lange Hosen und Kleidung mit langen Ärmeln angesagt. Das Einsprühen mit speziellen Repellents ist ebenfalls hilfreich. Die Erwachsenen sollten unbedingt noch einmal darauf hinweisen, dass alle zu Hause erneut gründlich nachsehen, ob sie sich nicht doch einen dieser Plagegeister eingefangen haben. Wer in FSME-Risikogebieten den Wald aufsucht, für den macht eine entsprechende FSME-Impfung Sinn.

Leider breitet sich der giftige Eichenprozessionsspinner in Europa immer mehr aus. Die Areale, in denen er auftritt, sind unbedingt zu umgehen. Schon ein leichter Kontakt mit den Brennhaaren dieser Tiere ruft allergische Reaktionen hervor. Das gilt auch für alte, am Boden liegende oder am Baum haftende Gespinstnester. Sie sind noch jahrelang giftig, auch wenn kein akuter Raupenbefall vorliegt.

Wildschweine, Wölfe und Co

Grundsätzlich sind die Kinder darauf hinzuweisen, dass sie keine scheinbar zahmen Wildtiere anfassen dürfen. Auch wenn die Tollwut in Europa nahezu vollständig verschwunden ist, besteht immer noch ein Restrisiko. Wölfe sind im Allgemeinen sehr scheue Tiere. Sie werden beim Waldbaden sehr sicher nicht zu sehen sein. Schon gar nicht, weil sich eine Gruppe von Heranwachsenden selten leise durch den Wald bewegt. Auch Wildschweine sind scheu. Wenn man allerdings auf eine Bache mit Frischlingen trifft, ist es dringend ratsam, den Ort so schnell wie möglich zu verlassen. Ist das Muttertier der Meinung, dass den kleinen Schweinchen Gefahr droht, greift es ohne Rücksicht auch Menschen an.

Die Kinder und Jugendlichen müssen darauf hingewiesen werden, dass sie ohne Absprache keine Waldfrüchte wie Beeren oder Pilze essen. Selbst Gräser sollten nicht einfach so in den Mund gesteckt werden. Das Trinken aus stehenden oder fließenden Gewässern ist ebenfalls zu unterlassen. Gefundene Kadaver, Kot oder ausgelegte Wildköder dürfen nicht berührt werden, da sie Tollwutviren in abgeschwächter Form enthalten könnten.

Weitere Gefahren im Wald und wie man sie vermeidet

Der Aufenthalt an sich kann schon eine gewisse Gefahr in sich bergen, wenn sich ein Kind oder ein Jugendlicher zu weit von der Gruppe entfernt und sich daraufhin verläuft. Deshalb ist die Anordnung wichtig, dass sich die Heranwachsenden nur im Blickfeld aufhalten dürfen.

Beim Klettern auf Bäumen können Kinder herunterfallen oder sich verschiedene Verletzungen zuziehen. Darum ist die Auswahl der Kletterbäume nicht von den Kindern allein zu treffen. Nur gesunde Bäume mit einem niedrigen Astansatz sind für solche Aktivitäten geeignet. Die maximale Kletterhöhe wird vorher abgesprochen. Der Rucksack bleibt beim Klettern auf dem Boden.

Das Klettern auf gestapelten Holzstämmen, den sogenannten Poltern, ist grundsätzlich zu verbieten. Die Gefahr, abzurutschen oder eingeklemmt zu werden, ist einfach zu groß. Holzpolter, also von den Forstwirten aufgestapelte Baumstämme, üben einen großen Reiz aus. Sie scheinen geradezu zum Klettern einzuladen, was aber keinesfalls in die Tat umgesetzt werden sollte. Die Stapel werden mit Maschinen geschichtet. Die einzelnen Stämme liegen daher nur lose aufeinander und sind nicht gegen das Wegrollen gesichert. Ein rollender Stamm ist nicht aufzuhalten und kann unglaublichen Schaden anrichten.

Wasser ist für fast alle Altersgruppen faszinierend. Es regt die Fantasie an und verleitet zur Unachtsamkeit. Beim Aufenthalt in der Nähe von Gewässern ist darauf zu achten, dass gefährliche Stellen wie steile oder rutschige Ufer nicht betreten werden. Beim Überqueren von Bachläufen ist besondere Vorsicht bei rutschigen Steinen geboten. Niemand möchte das Waldbaden in nasser Kleidung beenden.

Sicherheit und Naturschutz

Unsere Wälder sind nicht nur einfach ein Austragungsort für das Waldbaden, sondern sie brauchen auf die eine oder andere Art unseren Schutz. Wer sich in Achtsamkeit übt, für den sollte es selbstverständlich sein, sich ruhig und rücksichtsvoll zu verhalten. Darüber hinaus sind noch einige weitere Regeln zu beachten. Pflanzen und Pilze nicht zertreten. Das gilt auch, wenn sie giftig oder stachlig sind. Die Rinde von Bäumen ist für jegliche Bearbeitung tabu. Finger weg von lebenden Pflanzen und ihren Teilen. Auf dem Boden gibt es genug Material, mit dem gearbeitet werden kann. In Natur- und Nationalparks ist das Pflücken von Blumen, Beeren, Nüssen, Kräutern und Pilzen meist komplett verboten – beachten Sie die an den Eingängen aufgestellte Beschilderung.

Während der Waldbesitzer im Allgemeinen für die Verkehrssicherung sorgt, setzt man sich spätestens beim Verlassen der Wege sogenannten waldtypischen Gefahren aus. Dazu zählen herabhängende oder abbrechende Äste und Zapfen, bereits am Boden liegende oder umstürzende Bäume sowie Unebenheiten auf Waldwegen und im Bestand. Aber auch Fahrspuren durch Forstmaschinen, vorhandene Wurzeln, Steine oder Felsblöcke und ordnungsgemäß gelagerte Holzpolter gehören dazu. Ein Windbruch sieht vielleicht auf den ersten Blick romantisch aus. Ihn zu betreten oder gar als Abenteuerspielplatz zu nutzen ist ein unkalkulierbares Sicherheitsrisiko. Um solche Flächen unbedingt einen großen Bogen machen!

Im Wald müssen die Erwachsenen alle Kinder und die aktuellen Gegebenheiten zugleich im Auge behalten. Der Blick nach oben oder über das Gelände kann Leben retten. In der Fachliteratur spricht man von Akut- oder Megagefahren, wenn man einschätzen kann, dass ein Ast oder ein ganzer Baum in kürzester Zeit herabfallen könnte. Das gilt auch für instabile Geländeprofile, wie man sie in Hanglagen vorfinden kann.

Über auftretende Gefahren im Wald und die gesetzlichen Regelungen dazu gibt es die Broschüre „DGUV 202-074 – Mit Kindern im Wald" von der Deutschen Gesetzlichen Unfallversicherung. Darin kann man sich auch als Privatperson wertvolle Anregungen holen.

Notfälle bei Waldaufenthalten

Auch wenn Sie noch so sehr aufpassen, kann es zu Unfällen im Wald kommen. Es müssen nicht gleich schwerwiegenden Probleme wie Beinbruch, Unterkühlung oder Vergiftung sein. Auch Insektenstiche und kleine Wunden wollen versorgt werden. Bei kleinen oder sensiblen Kindern gehört neben der Ersten Hilfe oft auch entsprechender Trost dazu.

Neben einer Erste-Hilfe-Tasche beziehungsweise einem Notfall-Set gehören ein Mobiltelefon sowie ein Notfall-Rufnummernverzeichnis in den Rucksack. Das beste Notfall-Set enthält Erste-Hilfe-Material nach DIN 13160. Wenn man mit mehreren Kindern unterwegs ist, macht es Sinn, sich die Ausführung für Schulen und Kindergärten zu besorgen. Dabei ist zu beachten, dass die sterilen Materialien eine Haltbarkeit von 5 Jahren ab Herstellungsdatum haben. Eine Rettungsdecke, etwas Traubenzucker und eine zusätzliche Wasserflasche vervollständigen die Ausrüstung. Ein Bestimmungsbuch für giftige Pflanzen und die Nummer der Giftnotrufzentrale sind in manchen Situationen auch sehr hilfreich. Vor Beginn des Waldbadens ist sicherzustellen, dass Heranwachsende mit Diabetes und Asthma ihre Medikamente dabeihaben.

Obwohl zu Beginn des Waldbadens mit allen gesprochen und es klar sein sollte, dass sich niemand zu weit von den anderen entfernen darf, kann es passieren, dass sich ein Kind außerhalb der Sichtweite aufhält. Hier ist eine mitgeführte Trillerpfeife sehr hilfreich. Der schrille Ton klingt viel weiter als der Ruf einer Stimme. Hat man ein Kind dabei, das zu Alleingängen neigt, ist es zweckmäßig, es von vornherein ebenfalls mit einer Trillerpfeife auszustatten.

Einige Landesforstbetriebe und verschiedene Tourismusvereine haben in den Wäldern Rettungstreffpunkte eingerichtet. Damit wird eine schnelle Hilfe im Wald möglich. Feuerwehr, Polizei und Sanitätern sind diese einzelnen Rettungstreffpunkte, die alle verschiedene Nummern tragen, und deren Anfahrtswege bekannt. So können sie bei der Nennung eines Rettungspunktes schnell vor Ort sein. In manchen Gegenden ist die kostenlose App „Hilfe im Wald" sehr sinnvoll, da darin die vorhandenen Punkte erfasst sind. Sie listet die nächsten Rettungspunkte auf und kann per Voreinstellung die Rettungskräfte rufen. Außerdem können Sie sich mit ihr orten und die aktuellen Koordinaten sowie ein Luftbild und topografisches Kartenmaterial anzeigen lassen. Die App wird laufend erweitert und aktualisiert.

Ein Wald ist echte Natur und kein gezähmter Garten. Auch unter heimischen Bäumen lauern Gefahren, an die man im ersten Moment nicht denkt. Wer sich blauäugig und ohne Vorbereitung auf den Weg macht, der handelt unverantwortlich.

Rechtliche Grundlagen

Das Bundeswaldgesetz soll einen Ausgleich zwischen dem Interesse der Allgemeinheit und den Belangen der Waldbesitzer herbeiführen. Zwar ist der Wald ein Erholungswald zum Wohle der Allgemeinheit, aber er befindet sich nicht selten in Privatbesitz. Wie dem auch sei: Das Betreten der Wälder geschieht auf eigene Gefahr.

Außerdem gibt es Areale im Wald, die man nicht betreten darf. Dazu gehören eingezäunte Verjüngungsflächen, Waldstücke, in denen gerade Holzernte-Arbeiten stattfinden, und jagdliche Einrichtungen. So verlockend es auch sein mag, es ist verboten, auf einen Hochsitz zu klettern.

Was ist fahrlässig?

Der Aufenthalt im Wald kann eine Reihe von Gefahren mit sich bringen. Nicht umsonst steht im Bundeswaldgesetz: „Die Benutzung geschieht auf eigene Gefahr. Dies gilt insbesondere für waldtypische Gefahren."[10] Als Erwachsener oder Kursleitung hat man die Verantwortung für die Kinder und Jugendlichen. Darum ist es grob fahrlässig, wenn man bei folgenden Aktivitäten nicht einschreitet:

- Auf Bäume klettern, die offensichtlich trockene Äste haben
- In unbekannten Gewässern baden
- Unbekannte Früchte verzehren
- In einem gefährlichen Gebiet ohne kundigen Bergführer wandern
- Über das Lagerfeuer springen
- Auf Holzpolter klettern
- Einen Windwurf als Abenteuerspielplatz nutzen
- Jagdliche Einrichtungen (Hochsitz) betreten

Selbstverständnis zum Umgang mit dem Wald

Der achtsame Umgang mit allem Lebenden steht im Wald an oberster Stelle. Der Grundsatz: Wir sind Gäste im Wald!

Betretungsverbot
Die folgenden Bereiche betreten wir nicht und halten auch unsere Teilnehmer dazu an, dies in ihrer Freizeit nicht zu tun, da es in den meisten Fällen verboten ist. Von April bis Juni gilt zudem eine besondere Beachtung der Brut- und Setzzeit im Wald.

- Feuchtbiotope (sie dienen in besonderem Maße dem Schutz der Tier- und Pflanzenwelt)
- Schonungen und Pflanzgärten (Forstkulturen)
- Gesperrte Bereiche (z.B. bei Holzarbeiten)
- Ausgezeichnete Gebiete, wo das Betreten ausdrücklich verboten ist (z.B. besondere Naturreservate)

Gesetze
Beim Aufenthalt im Wald sind folgende Gesetze in Deutschland zu beachten:
- Bundeswaldgesetz
- Landeswaldgesetze
- Bundesnaturschutzgesetz

Lagerfeuer
Lagerfeuer oder einfach auch Grillen mit einem mobilen Campinggrill ist nur an ausgewiesenen Feuerstellen erlaubt. Die Schutzgemeinschaft Deutscher Wald rät, auf Flächen, die an Wälder grenzen, eine Mindestentfernung von 100 Metern zwischen der Feuerstelle und dem Waldrand einzuhalten; so ist es auch in einigen Bundesländern gesetzlich festgeschrieben.

Gewässer
Fließgewässer und Seen – und hier besonders die nahen Uferbereiche – sind besonders schützenswert.

Wir sind angehalten, uns mit größeren Waldbaden-Gruppen nur den Bachläufen zu nähern und besonders schützenswerte Uferzonen nicht zu betreten. Mit kleinen Gruppen kann man sich, je nach Lage bzw. Beschaffenheit, den Waldbächen oder -seen mehr nähern und auch mal ein Fußbad nehmen. Fließgewässer dürfen grundsätzlich nicht aufge-

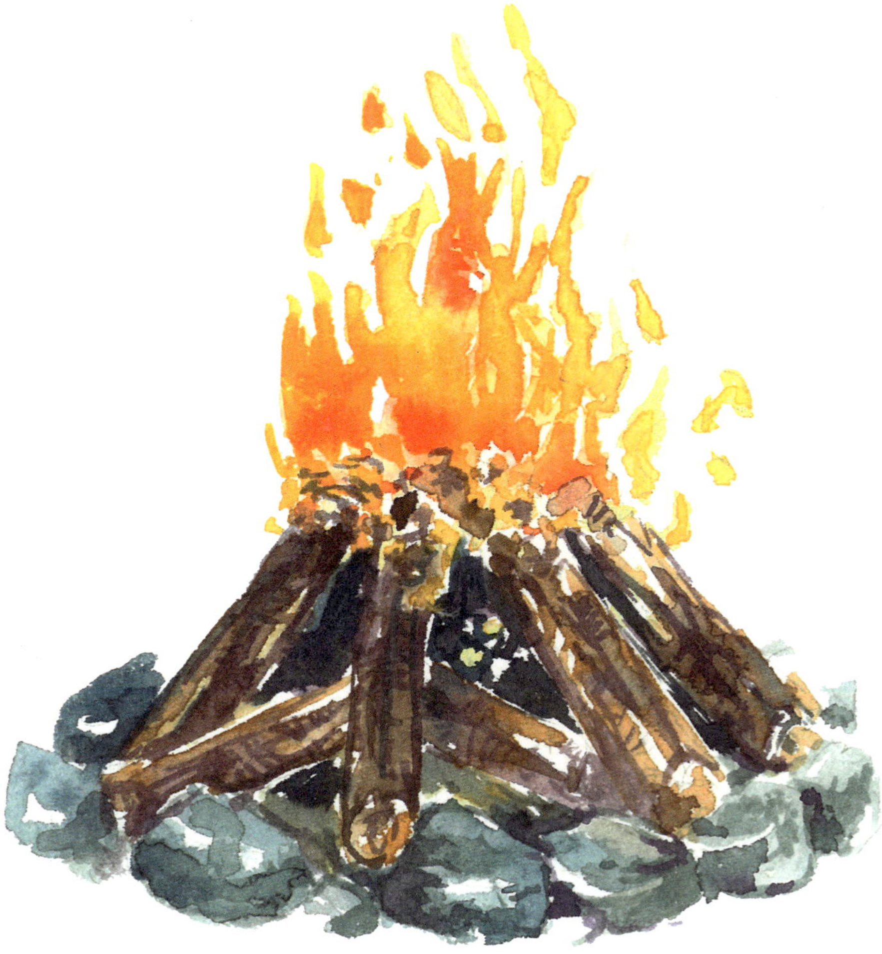

staut werden. Spielt man mit Kindern am Bach und baut einen Staudamm, so ist darauf zu achten, dass beim Verlassen das Wasser wieder fließt wie zuvor.

Klettern auf Bäume

Für das Waldbaden müssen wir keine Bäume besteigen. Ist man mit Kindern unterwegs, die eventuell einmal auf Bäume klettern möchten, so achten die Erwachsenen besonders darauf, dass keine Tiere (brütende Vögel) gestört werden. Und natürlich in besonderem Maße auf die Sicherheit der Kinder.

Müll

Müll im Wald wird mitgenommen – auch wenn er von uns nicht selbst produziert wurde. Deshalb sollte im Rucksack immer eine „Mülltasche" vorhanden sein, in der Plastik, Glas, Blech usw. aus dem Wald mitgenommen werden kann. Neben der Thematik der grundsätzlichen Boden- und Grundwasserverschmutzung sollte man auch auf die Gefahren für die Tiere hinweisen, die vielen Waldbesuchern gar nicht bewusst sind (Verletzungen, die zu einem langsamen qualvollen Tod der Tiere führen können).

Picknick

Ein Picknick im Wald ist grundsätzlich erlaubt und für eine Waldbadengruppe von besonderer Bedeutung. Ausnahmen bestehen in Schutzgebieten. Der – möglichst wenig verursachte – Müll wird natürlich mitgenommen.

Rauchen

Rauchen im Wald ist nicht in allen Bundesländern bei einer niedrigen Waldbrandwarnstufe verboten. Im Zuge der eigenen Sicherheit ist es aber zu unterlassen.

Sammeln von Naturmaterialien

Am Boden liegende Äste, Rinde, Holz, Blätter, Samen oder Früchte dürfen in geringen Mengen zum Erstellen von kreativen Bildern oder Mandalas direkt im Wald gesammelt werden. Die „Kunstwerke" bleiben im Wald zurück. Für den Eigengebrauch zu Hause dürfen die Teilnehmenden wenige Teile mitnehmen.

Das Abreißen von Ästen ist nicht gestattet. Blätter, Samen, Früchte und Kräuter dürfen nur insoweit gepflückt werden, als sie direkt vor Ort verzehrt werden können. Es ist weder gestattet, sie für Kunstwerke zu pflücken oder abzureißen noch diese zu sammeln und in größeren Mengen mit nach Hause zu nehmen. In Naturschutzgebieten ist das Sammeln von Pilzen und Waldfrüchten in der Regel vollständig untersagt. Ganze Pflanzen mit Wurzelballen dürfen an keinen Stellen des Waldes ausgegraben werden.

Sturm
Bei Sturm – und auch danach – ist ein Betreten des Waldes oft zu gefährlich. Ein Waldbad sollte bei einer solchen Wetterlage unterlassen werden.

Übernachten im Wald
Das Schlafen im Freien, z.B. in einem Schlafsack, ist erlaubt, dagegen das Bauen fester Unterstände, von Hütten und das Aufschlagen von Zelten verboten bzw. genehmigungspflichtig. Für ein entspannendes Waldbad ist ein Übernachten im Wald nicht erforderlich.

Möchten Sie im Wald übernachten, so ist auch dann, wenn man nicht zelten möchte, vorher eine Genehmigung des Waldeigentümers oder Forstamtes einzuholen, um gemeinsam zu überlegen, ob und wo eine Übernachtung möglich ist. Es gibt inzwischen Naturlagerplätze, wo das z.B. nach Anmeldung gut geht.

Gerade in der Nacht gilt unser erster Satz „Wir sind Gäste in der Natur" besonders, denn in der Dunkelheit sollen unsere Wild- und Waldtiere einen verstärkten Schutz haben.

Das klassische Waldbaden sieht keine Übernachtung im Wald vor, eine Übernachtung in der Nähe eines Waldgebietes (in einer Hütte, einem Hotel ...) reicht allemal aus, wenn man ein mehrtägiges Waldbad plant.

Waldbrandgefahr
Bei erhöhter Waldbrandgefahr gilt für Eltern eine besondere Aufsichtspflicht. Das Rauchen ist verboten und die Wege sollten nicht verlassen

werden (bei Waldbrandstufe 4 ist das Verlassen der Wege sowieso untersagt).

Außerdem sollen die Kinder auf die besonderen Gefahren hingewiesen werden: Bereits eine achtlos weggeworfene Glasscherbe oder Plastikflasche kann einen Brand auslösen. Pressemitteilungen sind besonders zu beachten und es ist hilfreich, sich vor dem Start bei den zuständigen Forstämtern zu informieren.

Waldtiere
Es ist selbstverständlich, dass Waldtiere nicht gestört werden. Das gilt besonders in der Brut- und Setzzeit (s. o. Betretungsverbot) und im Winter. Waldbaden heißt hören und schauen. Das geht auch von den Wegen aus: Verhalten wir uns ruhig und achtsam, können wir auch von Wegen aus Tiere beobachten, ohne sie zu stören.

Wege verlassen?
In der Regel darf der Waldbesucher die Wege verlassen. Einschränkungen bestehen in Schutzgebieten. Sind wir jedoch als eine Gruppe von Menschen unterwegs, so achten wir in besonderem Maße darauf, ob wir Wege unbedingt verlassen müssen. Oft ist das Waldgebiet so wenig besucht, dass wir unsere Waldbaden-Übungen sogar mitten auf den Wegen machen können. Sonst genügt es meistens, nur wenige Meter in den Wald zu gehen. Nach der Übung wird wieder der Waldweg benutzt.

QUELLENVERZEICHNIS

(1) Lena Friedmann (M.Sc.) und Dr. Anika Gaggermeier, Lehrstuhl für Wald- und Umweltpolitik der Technischen Universität München

(2) https://de.wikipedia.org/wiki/Jean_Piaget

(3) Fachmagazin Kindergarten heute, www.herder.de

(4) Alice G. Walton, www.forbes.com

(5) Professor Qing Li, Nippon Medical School in Tokio

(6) Wissenschaftsmagazin „Science" 1984

(7) https://www.dec.ny.gov/

(8) www.focus.de

(9) Annette Bernjus – Waldbaden

(10) Bundeswaldgesetz

Alle Theorie ist grau

nur der Wald und die
Erfahrung sind grün.

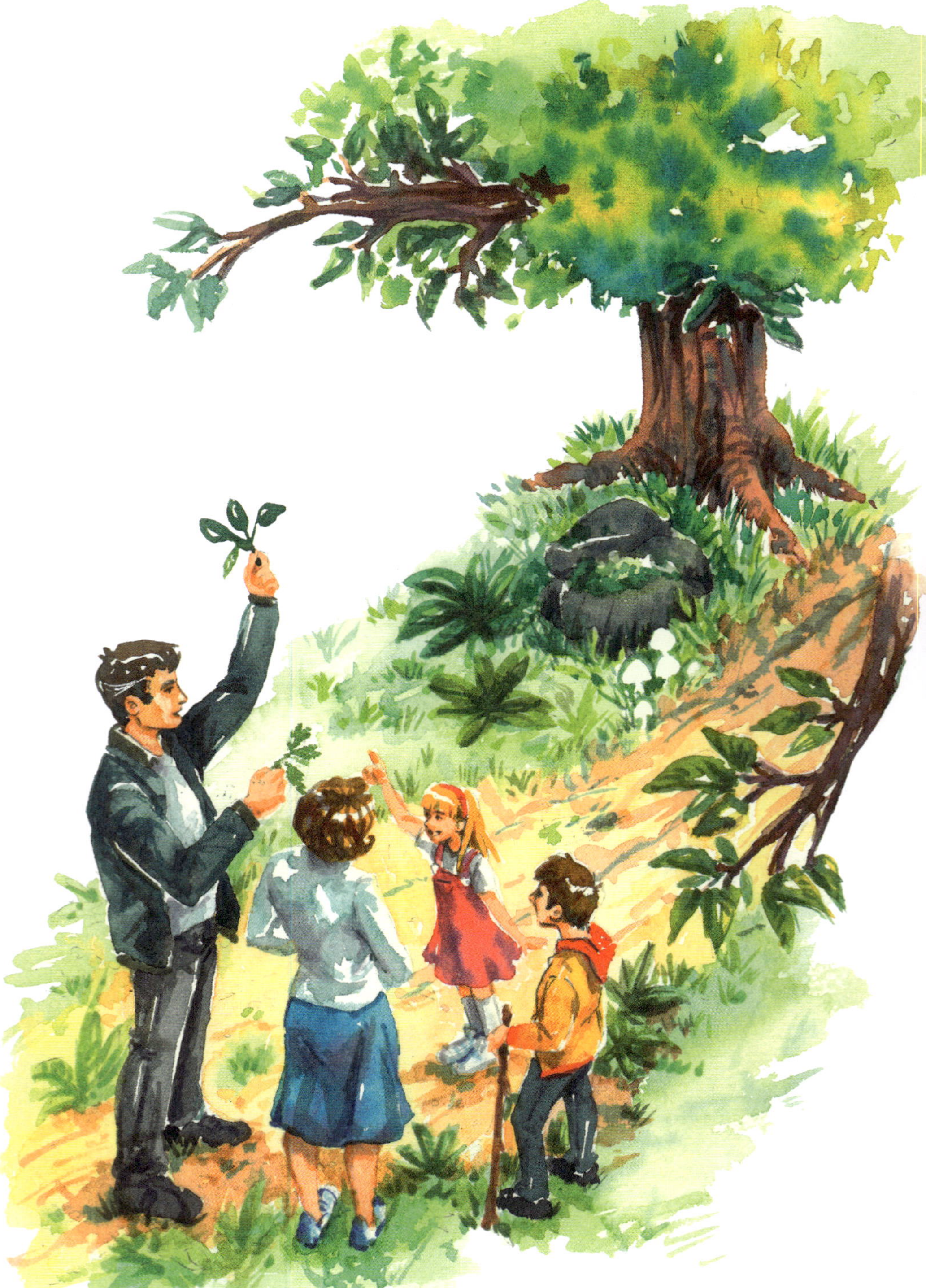

MEHR ALS HUNDERT UNTERSCHIED-LICHE ANLEI-TUNGEN, BEI DENEN ALLE ALTERSGRUP-PEN SO RICHTIG SPASS HABEN KÖNNEN

Der Wald an sich ist ein perfekter Spielplatz, der vor allem jüngere Kinder begeistert. Sie können sich hinter Bäumen verstecken, über Wurzeln und Baumstämme klettern und im weichen Moos toben. Beim Waldbaden sollen aber alle Sinne angesprochen werden. Es geht hier nicht in erster Linie darum, sich auszupowern, sondern es wird eher angestrebt, dass die Kinder und Jugendlichen fernab vom Medienrummel zur Ruhe zu kommen. Darum stehen meist solche Aktivitäten im Vordergrund, bei denen es um Achtsamkeit und die Schulung der einzelnen Sinne geht. Das muss keineswegs langweilig sein und ist für viele Heranwachsende oft eine vollkommen neue Erfahrung. Bei manchen Abenteuern ist man ganz leise und hat trotzdem eine Menge Spaß. Mit den nachfolgenden Spielideen, die nach Altersgruppen und Thematik geordnet sind, gelingt das Waldbaden garantiert.

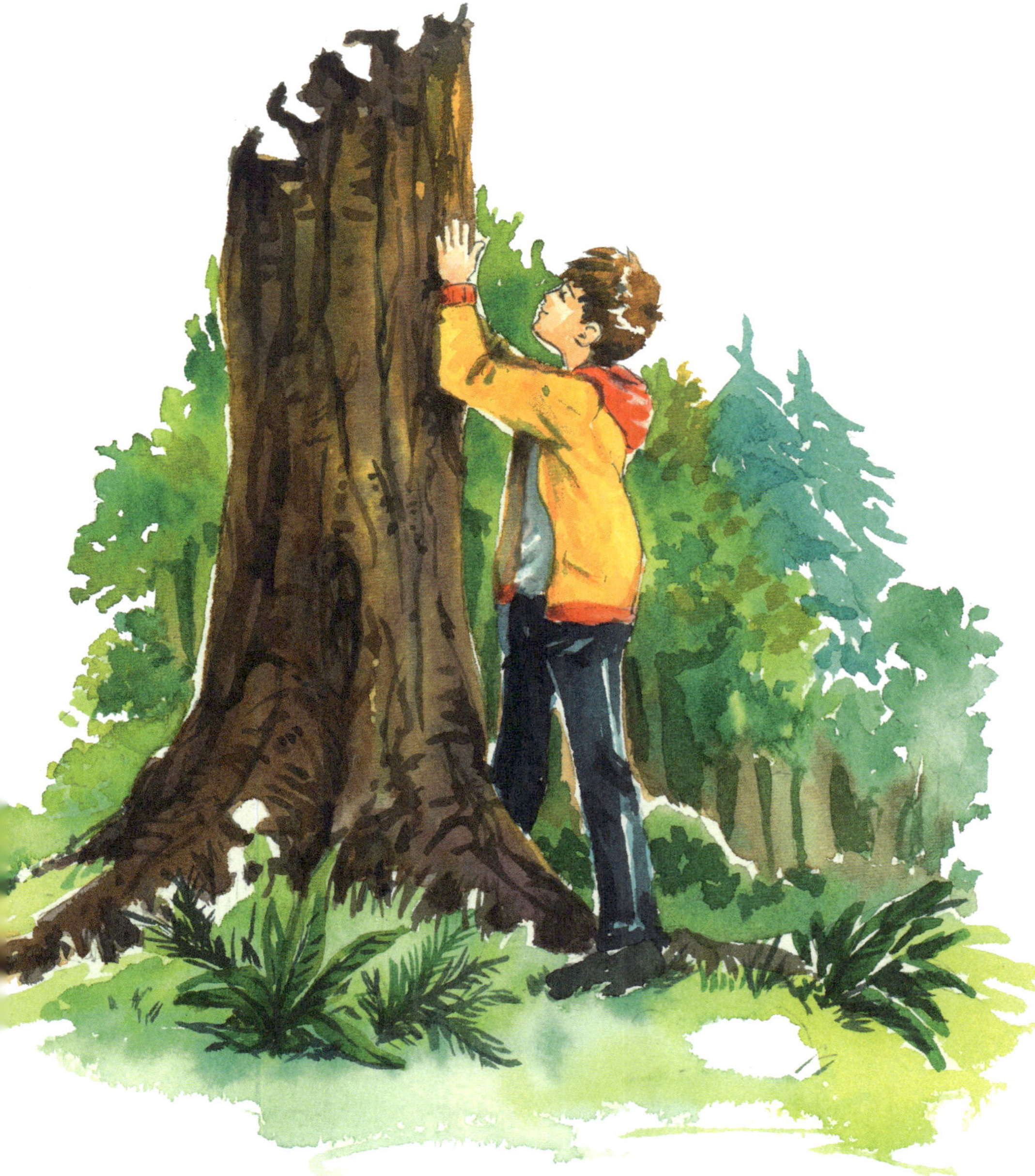

ÜBUNGEN FÜR DIE FÜNF SINNE

Unsere Umwelt nehmen wir über unsere fünf Sinnesorgane wahr. Im Alltag bleibt oft wenig Zeit für achtsame Sinneseindrücke. Das Waldbaden macht es möglich, Sehen, Hören, Riechen, Schmecken und Fühlen zu trainieren.

Sehen

Farben sammeln (ab 3 Jahren)

Material: Bunte Tücher (z.B. rot, grün, gelb), Naturmaterial

Die Tücher werden auf dem Boden ausgelegt und die Kinder sammeln Material vom Waldboden und ordnen es den Farben zu. (Wenn möglich kein blaues Tuch verwenden, denn Blau kommt in der Natur eher selten vor.)

Schatzsuche (ab 3 Jahren)

Alle gehen auf die Suche nach bestimmten Materialien, die je nach Alter variieren. Gesucht werden können beispielsweise:

- Etwas Schönes
- Etwas Farbiges
- Etwas Gelbes
- Etwas Weiches
- Etwas Scharfes
- Eine Unterseite
- Eine Botschaft
- Genau 17 Exemplare einer einzigen Sache
- Etwas vollkommen Gerades
- Ein angeknabbertes Blatt
- Etwas, was den Heranwachsenden an sich erinnert
- Etwas, was vorher noch nie aufgefallen ist
- Etwas Symbolartiges

▸ Ihr braucht „einen Käfer am Wegesrand"

Käferweg

Die Kinder suchen sich einen Käfer oder ein anderes kleines Tier aus und beobachten, wie es sich im Wald fortbewegt. Welche Hindernisse muss es überwinden? Worüber kann es klettern? Wo muss es sich einen Umweg suchen?

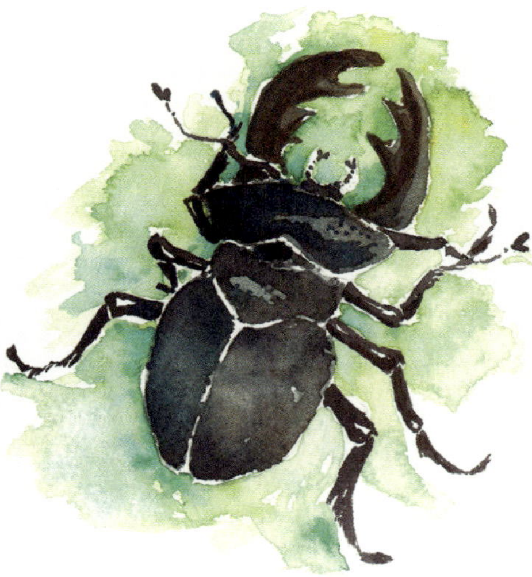

ab 3 Jahren

Sich Tieren nähern (ab 5 Jahren)

Die Kinder versuchen so nah wie möglich an einen Vogel oder ein kleines Tier heranzukommen. Dabei nehmen sie verschiedene Haltungen und Gangarten ein. Wie kann man sich einem Tier am besten nähern? Schnell oder langsam? Aufrecht oder gebückt? Laut oder leise?

Insektenspiel (ab 5 Jahren)

Material: Lupe

Insekten sind viel kleiner als wir Menschen. Daher erscheint ihnen die Umwelt aus einer ganz anderen Perspektive. Jedes Kind erhält eine Lupe und wird aufgefordert, sich ein Blatt, eine Blüte oder etwas anderes genau anzusehen.

Waldgalerie (ab 5 Jahren)

Material: Papprahmen Größe A4 oder ein breites, 2 m langes Band

Alle Kinder suchen sich ein für sie besonders schönes Bild im Wald und rahmen es durch das Band oder den Papprahmen ein. Diese Übung schärft die Aufmerksamkeit für Details, die sonst übersehen werden.

Erinnere dich (ab 5 Jahren)

Material: drei Tücher, verschiedene Naturmaterialien

Auf ein Tuch werden acht bis zehn unterschiedliche Naturmaterialien gelegt und mit einem zweiten Tuch abgedeckt. Alle hocken sich im Kreis herum. Das obere Tuch wird kurz gelüftet und alle sollen sich merken, welche Teile sie sehen. Danach schwärmen die Kinder aus und suchen die Sachen, an die sie sich erinnern. Die werden auf dem dritten Tuch platziert. Sind alle der Meinung, dass die Sammlung vollständig ist, wird verglichen.

Auf dem Rücken liegen (ab 5 Jahren)

Material: eventuell eine Decke als Unterlage
Solozeit

Alle legen sich auf den Rücken und beobachten den Himmel durch die Kronen der Bäume.

Zwergenperspektive (ab 5 Jahren)

Material: eventuell eine Decke als Unterlage
Solozeit

Alle legen sich auf den Bauch und beobachten das Stück Boden genau vor ihren Augen.

Spiegelwelt (ab 6 Jahren)

Material: ein kleiner Handspiegel

Mit einem Spiegel vor der Nasenspitze bietet sich unseren Augen ein ungewohnter Blick ins Blätterdach eines Waldes. Die Kinder halten sich einen Spiegel unter die Nase und betrachten die Welt über und hinter sich.

Modedesign (ab 7 Jahren)

Material: Auf eine Pappe wurde eine Figur im Abendkleid gezeichnet, welches ausgeschnitten wurde

Die Pappe wird vor unterschiedliche Hintergründe gehalten, so dass diese das Muster des Abendkleides bilden. Sind Handys erlaubt, kann das Ergebnis fotografiert werden.

Jahresringe zählen (ab 7 Jahren)

Material: der Stumpf eines gefällten Baumes, bei dem die Jahresringe noch gut erkennbar sind

Wir zählen die Jahresringe, um zu erfahren, wie alt der Baum wurde. Ist der Stamm sehr groß, kann man an jeden zehnten Ring eine Markierung mit einem kleinen Stein oder einer Tannennadel anbringen.

Sich Tieren nähern II (ab 7 Jahren)

Die Kinder versuchen ganz still zu stehen und beobachten, was um sie herum geschieht. Kommen Vögel und kleinere Tiere näher, wenn die Kinder sich nicht bewegen? Was passiert, wenn sie eine schnelle Bewegung machen?

Nah-fern-Übung (ab 7 Jahren)

Die Kinder sitzen oder stehen. Nach Anweisung verändern sie den Fokus beim Sehen. Zuerst schauen sie an ihrem Körper hinab in Richtung Boden. Ihr Blick ist weich und beobachtet keine Details. Der Kopf wird langsam gehoben, womit sich das Blickfeld erweitert. Ist der Blick waagerecht, endet die Bewegung. Bei der Wiederholung sollen die Kinder darauf achten, ob sich etwas an ihrem Atem, der Körperhaltung oder Körperspannung oder ihrer Stimmung verändert.

Mein Baum (ab 9 Jahren)

Solozeit

Alle suchen sich einen Baum, der ihnen besonders gut gefällt. Sie betrachten ihn näher. Dabei nehmen sie Rinde, Blätter und Wurzeln genau in Augenschein. Schlussendlich umarmen sie ihn oder lehnen sich mit dem Rücken dagegen. Nach etwa 5 Minuten kommen alle wieder zusammen.

Mehr und weniger (ab 9 Jahren)

Material: ein größeres Tuch

Es werden 20 bis 30 verschiedene Materialien aus dem Wald gesammelt. Der Spielleiter verteilt sie (bis auf fünf Stück) auf dem Boden und deckt sie zu. Wenn alle im Kreis herum stehen oder sitzen, wird das Tuch weggenommen und alle haben zwei Minuten Zeit, um sich die Gegenstände einzuprägen. Alle schließen die Augen und zwei bis fünf Teile werden weggenommen. Nun soll herausgefunden werden, was fehlt. In Teil zwei werden die fünf Teile, die vorher nicht mit im Kreis lagen, dazugelegt. Alle sollen erraten, welche Dinge neu sind. Die Übung ähnelt „Erinnere Dich", ist aber bedeutend anspruchsvoller und eher für Ältere geeignet.

Hören

Waldmusik (ab 3 Jahren)

Material: Schraubdosen aus dem Spiel „Hör mal, wer da klappert", Klanghölzer aus Holzstöckchen vom Boden

Alle Kinder suchen etwas, mit dem sie Musik machen können. Dann singen sie gemeinsam ein Lied und begleiten sich mit ihren Waldinstrumenten.

Waldesrauschen (ab 5 Jahren)

Alle Kinder formen mit den Händen kleine Schälchen, die sie sich auf die Ohren legen. Abwechselnd werden beide Hände weggenommen und wieder angelegt. Hört sich das anders an? Und wie ist es, wenn man jeweils nur das linke oder das rechte Ohr frei lässt? Kann man da einen Unterschied hören?

Was war denn das? (ab 5 Jahren)

Material: Naturmaterialien

Die Kinder drehen sich mit dem Rücken zum Spielleiter. Der erzeugt mit verschiedenen Waldgegenständen drei unterschiedliche Geräusche. Anschließend drehen sich alle herum und versuchen zu erraten, was sie gehört haben.

Einen Ort hören (ab 5 Jahren)

Solozeit

Die Kinder stehen oder sitzen. Sie achten auf alle Geräusche, die sie wahrnehmen und aus welcher Richtung sie kommen. Verändert sich etwas, wenn sie den Kopf drehen? Welche Geräusche sind weit weg? Welche nah?

Hör mal, wer da klappert (ab 5 Jahren)

Material: mehrere leere undurchsichtige Schraubdosen, Naturmaterial

In die Dosen werden jeweils zwei gleiche Materialstücke gelegt und sie dann verschlossen. Am Klappern soll erkannt werden, was sich darin befindet.

Die Füchse und der Hase (ab 6 Jahren)

Material: Tuch zum Augenverbinden

Ab 5 Kindern

Hasen können sehr gut hören! Ein Kind ist der Hase und stellt sich mit verbundenen Augen in die Mitte. (Dabei sollen die Ohren frei bleiben.) Die anderen Kinder sind die Füchse. Sie postieren sich in etwa 10 Metern Entfernung und schleichen auf ein Zeichen langsam auf den Hasen zu. Hört der Hase etwas, zeigt er in die Richtung des Fuchses. Der muss sich auf der Stelle hinhocken und warten. Die anderen schleichen weiter.

Fledermaus (ab 7 Jahren)

Material: Tuch zum Augenverbinden, zwei Stöcke vom Waldboden
Partnerübung

Fledermäuse orientieren sich über das Hören von Schallwellen! Sie sehen sehr schlecht. Ein Kind ist die Fledermaus und ihm werden die Augen verbunden. Das andere Kind stellt sich ihm gegenüber und geht langsam rückwärts. Durch das Aneinanderklopfen der Stöcke werden die Schallwellen erzeugt, denen die Fledermaus folgen soll. Nach 30 Metern Rollentausch.

Geräuschekarte (ab 9 Jahren)

Material: ein Blatt Papier und ein Stift

Die Kinder lauschen auf die Geräusche ihrer Umgebung und malen dafür Symbole auf. Der Wind kann eine Linie, ein Vogel kann eine Note sein. Es geht weniger darum, eine schöne Zeichnung zu machen, sondern darum, festzustellen, wie viele unterschiedliche Geräusche man hören kann.

Riechen

Nasenbär (ab 3 Jahren)

Wir sammeln Blätter oder Blüten von verschiedenen Pflanzen und zerreiben sie zwischen den Fingern. Danach darf jeder an seinen eigenen und an den Fingern der anderen riechen und sagen, ob ihm dieser Geruch gefällt.

Schnüffelhund (ab 3 Jahren)

Wir stellen uns vor, wir wären ein Hund, und gehen schnüffelnd ein Stück am Weg entlang. Dabei wird die Nase manchmal bis fast auf den Waldboden gesenkt und nah an Blumen oder andere Pflanzen gehalten. Riecht es unterschiedlich im Wald? Kann man herausfinden, woher der Duft kommt?

Spürnase (ab 5 Jahren)

Material: Tücher zum Augenverbinden
Partnerübung

Ein Kind sucht drei Dinge, die einen charakteristischen Geruch haben sollten. Erde, frische Blätter, Laub, Pilze oder anderes.

Das Partnerkind soll mit verbundenen Augen erraten, worum es sich handelt.

Wassersucher (ab 5 Jahren)

Wir suchen dazu die Nähe eines Gewässers. Wir stellen uns mit geschlossenen Augen so auf, dass wir mit dem Rücken zum Wasser stehen, und atmen mehrmals tief durch die Nase ein. Ohne die Augen zu öffnen, drehen wir uns vorsichtig so um, dass unser Gesicht jetzt zum Gewässer zeigt. Riecht es jetzt anders?

Schmecken

Obstsalat (ab 3 Jahren)

Material: Obststückchen aus der Frischhaltedose

Da es nicht immer ratsam ist, von den Früchten des Waldes zu naschen, ist es sinnvoll, auf vorbereitetes Obst zurückzugreifen. Die Kinder schließen die Augen und bekommen ein Stück Obst in den Mund geschoben. Sie sollen am Geschmack erraten, worum es sich handelt.

Liebes Früchtchen (ab 3 Jahren)

Material: Lieblingsobst aus der Frischhaltedose

Jeder durfte sich vor dem Waldbaden sein Lieblingsobst einpacken. Wir suchen uns einen malerischen Ort, um Rast zu machen und die Früchte langsam zu essen. Ziel ist es, herauszufinden, ob die Umgebung Einfluss auf den Geschmack der Früchte hat.

Becherwechsel (ab 3 Jahren)

Material: Tee oder Saft, verschiedene, mindestens 2 Trinkgefäße aus unterschiedlichen Materialien, z.B. Becher aus Plaste und Pappe

Wir trinken jeweils einen Schluck des gleichen Getränks aus den verschiedenen Bechern. Ziel ist es, herauszufinden, ob das Gefäß Einfluss auf den Geschmack des Getränkes hat.

Wiederkäuer (ab 5 Jahren)

Material: für jeden ein mundgerechter Würfel Brot, Weißbrot oder Brötchen

Das Brot sollte mindesten 15 Mal im Mund (oder noch länger) gekaut werden, bevor es hinuntergeschluckt wird. Alle achten darauf, ob sich durch das lange Kauen der Geschmack verändert.

Fühlen

Schleichen wie ein Wildtier (ab 3 Jahren)

Jedes Kind stellt sich vor, dass es ein Tier wäre, und bewegt sich wie dieses durch den Wald. Die anderen Kinder können erraten, was es darstellt.

Schneckenmassage (ab 3 Jahren)

Material: eine Schnecke (gern mit Haus)

Wer sich traut, setzt sich eine Schnecke auf die Hand und spürt, wie sie sich darauf fortbewegt. Wer sich ekelt, der darf den Schneckenlauf auch gern am Boden oder auf einem Stein einfach nur betrachten.

Unter meinen Füßen (ab 3 Jahren)

Eine Stelle im Wald, bei der man mindestens zwei verschiedene Untergründe nah beieinander findet. Z.B. Waldboden und fester Weg.

Erster Untergrund: Alle richten ihre Aufmerksamkeit auf den Boden unter den Füßen. Wie fühlt er sich an, wenn man ganz normal läuft? Beim Schleichen? Beim Trampeln? Beim Springen? Beim auf Zehenspitzen Gehen? Dann wechseln alle zum zweiten Untergrund und probieren alles noch einmal aus.

Tausendfüßler (ab 3 Jahren)

Ab 3 Kindern

Alle stellen sich hintereinander auf und legen die Hände auf die Schultern des Vordermanns. Nun setzt sich der Tausendfüßler in Bewegung und soll nicht abreißen.

Hinter meinem Rücken (ab 4 Jahren)

Ab 4 Kindern

Alle Kinder sammeln sich einen kleinen Gegenstand vom Boden auf. Dann stellen sie sich in einem Kreis auf und halten die Hände mit dem Gegenstand auf dem Rücken. Auf Kommando geben sie ihn nach rechts in die linke Hand des nächsten Kindes. Das darf sich zwar vorstellen, was es in der Hand hat, aber nichts sagen. Mit dem nächsten Kommando wandern die Gegenstände weiter. Das geht so lange, bis jedes Kind sein Fundstück zurückhat. Dann versuchen sich alle zu erinnern, welche Gegenstände von Hand zu Hand gegangen sind.

Was ist hier falsch? (ab 4 Jahren)

Material: ein Kopfkissenbezug, Naturmaterialien und Gegenstände, die nicht im Wald vorkommen, eine kleine Mülltüte

Alle Kinder dürfen nacheinander in den Kopfkissenbezug hineinfassen und einen Gegenstand ertasten. Haben sie etwas gefunden, das nicht in den Wald gehört, dürfen sie es herausholen und in die Mülltüte stecken.

Gegensätze (ab 5 Jahren)

Partnerübung

Ein Kind sucht einen Stein, einen Ast oder etwas anderes und zeigt es seinem Partner. Der hat jetzt die Aufgabe, etwas Gegensätzliches zu suchen. Das kann wie folgt aussehen: nass und trocken, groß und klein, rund und eckig, leicht und schwer etc.

Barfuß am Seil entlang (ab 5 Jahren)

Material: ein 10 Meter langes Seil, Tücher zum Augenverbinden

Das Seil wird zwischen zwei Bäume gespannt. (Auf abwechslungsreichen Boden achten.) Die Kinder ziehen die Schuhe aus und bekommen die Augen verbunden. Mit einer Hand wird das Seil gefasst. Dann bewegen sie sich am Seil entlang.

Blindenführer (ab 5 Jahren)

Material: Tücher zum Augenverbinden,
Partnerübung

Einem Kind werden die Augen verbunden. Das andere führt es über eine Strecke von etwa 30 Metern. Diese Übung kann barfuß oder mit Schuhen durchgeführt werden.

Griff ins Ungewisse (ab 5 Jahren)

Material: kleines Säckchen
Partnerübung, Gruppenübung

Ein Kind sucht mindestens drei Dinge, die eine charakteristische Form haben, und legt sie in ein Säckchen. Ohne nachzuschauen, soll erraten werden, worum es sich handelt.

Blinde Karawane (ab 6 Jahren)

Material: Tücher zum Augenverbinden, pro Kind eines
Ab 3 Kindern

Alle stellen sich hintereinander auf. Bis auf das erste Kind verbinden sich alle die Augen und legen die Hände auf die Schultern vom Vordermann. Nun setzt sich die Karawane schweigend in Bewegung und alle konzentrieren sich auf den Boden.

Gehen auf unebenem Boden (ab 5 Jahren)

Alle gehen durch den Wald und setzen dabei ihre Füße achtsam auf den Boden. Zuerst wird die Ferse aufgesetzt und dann der Fuß abgerollt. Erst wenn der ganze Fuß auf dem Boden ist, wird der nächste angehoben. Wenn diese Gangart beherrscht wird, dann verändern die Kinder das Tempo. Sie gehen mal schneller und mal langsamer. Dabei achten sie nicht nur auf das Gefühl, das beim Gehen entsteht, sondern auch auf ihre Atmung und ihre Empfindungen.

Archäologiefeld (ab 7 Jahren)

Jeder sucht sich einen Platz aus und fängt wie ein Archäologe zu graben an. Dabei werden eigene „Ausgrabungswerkzeuge" aus kantigen Steinen oder Zweigen hergestellt. Während des Grabens wird der Boden genau beobachtet. Wie verändert er sich? Was kommt eventuell ans Tageslicht?

ÜBUNGEN ZU DEN 4 ELEMENTEN

Unsere Vorfahren hielten Feuer, Wasser, Erde und Luft für die Bausteine der Welt. Es ist spannend, wenn man sich beim Waldbaden darauf besinnt. Grundsätzlich gilt aber: kein offenes Feuer im Wald. Dieses Element wird hier durch die Sonne vertreten.

Feuer

Die Kraft des Sonnenballs (ab 3 Jahren)

Diese Übung sollte möglichst an einem schönen, sonnigen Tag durchgeführt werden. Alle stellen sich so auf, dass sie ihr Gesicht der Sonne entgegenstrecken. Mit geschlossenen Augen spüren wir die Wärme auf der Haut. Danach wird mehrmals der Standort gewechselt, damit der Unterschied von Licht und Schatten deutlich zu spüren ist.

Lichtelein (ab 3 Jahren)

Material: für jeden ein elektrisches Teelicht

Wir suchen uns eine dunkle Stelle im Wald oder warten auf die Dämmerung. Dann „zünden" alle ihr Teelicht an tragen es vor sich her, als ob sie damit leuchten wollen. Nach einer kurzen Wegstrecke werden alle Lichter zusammen im engen Kreis aufgestellt. Sie bilden jetzt ein Lagerfeuer. Zuerst schauen alle auf die Flammen und schweigen. Nach einer Weile darf jeder, der möchte, etwas Schönes über diesen Tag sagen.

Wasser

Schüsselchen (ab 3 Jahren)

Material: eine Flasche mit Wasser

Wir formen mit den Händen ein Schälchen. Dort wird vom Spielleiter Wasser hineingegossen. Jeder versucht, das Wasser so lange wie möglich in den Händen zu behalten.

Händewaschen (ab 3 Jahren)

Material: eine Flasche mit Wasser

Wir führen die Bewegung des Händewaschens aus, während der Spielleiter uns Wasser darüber gießt. Danach halten wir die Hände vor uns und beobachten, wie sie von allein trocknen. Was kann man dabei spüren?

Wasserplanschen (ab 5 Jahren)

Diese Übung sollte möglichst an einem warmen Tag ausgeführt werden. Wir suchen uns ein Gewässer, in das wir unsere Hände oder, wer mag, die nackten Füße halten. Wie fühlt sich das an? Ist es sehr kalt?

Boot fahren lassen (ab 6 Jahren)

Alle suchen sich ein Blatt oder ein Stück Rinde, welches sie wie ein Boot aufs Wasser setzen. Was geht unter? Was schwimmt? Können die Boote leichte Lasten wie Blüten, Zapfen oder kleine Steine tragen?

Erde

Glatt und kantig (ab 3 Jahren)

Jeder sucht sich mindestens zwei verschiedene Steine. Einer davon sollte glatt und möglichst rund sein, der andere mit Ecken und Kanten. Welcher fühlt sich besser in der Hand an?

Rückwärts gehen (ab 5 Jahren)

Wir gehen vorsichtig auf dem Waldweg rückwärts. Dabei spüren wir den Waldboden unter unseren Füßen. Wie fühlt sich das Gehen an, wenn wir auf Wurzeln oder Steine treten?

Luft

Am Waldrand (ab 3 Jahren)

Diese Übung ist besonders eindrucksvoll, wenn an diesem Tag ein leichter bis mäßiger Wind weht. Wir suchen uns eine Stelle, an der sich Wald und freies Feld abwechseln. Zuerst stellen

Der verlorene Schuh

Alle ziehen einen Schuh und den dazugehörigen Strumpf aus. Nun haben wir einen Fuß barfuß und einen im Schuh. Damit gehen wir eine kurze Strecke. Wie fühlt sich das an?

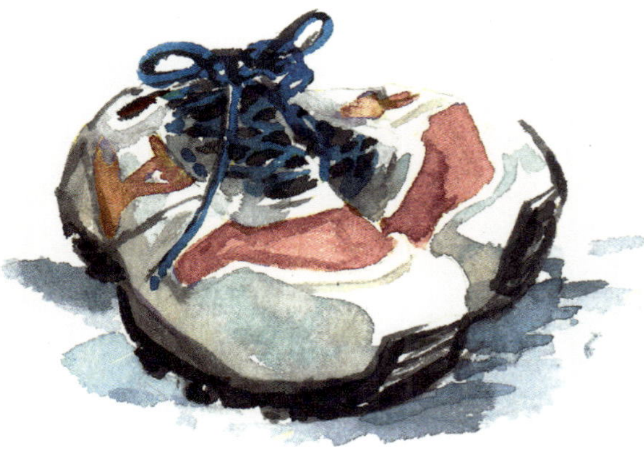

ab 5 Jahren

wir uns zwischen die Bäume, dann auf das Feld und zu letzt kehren wir in den Wald zurück. Wie fühlt sich das an? Wo kann man den Wind deutlicher spüren?

Den Atem spüren (ab 3 Jahren)

Wir atmen dreimal durch die Nase ein und durch den Mund wieder aus. Dabei nehmen wir beim Einatmen die Arme mit nach oben und senken sie beim Ausatmen.

Pustewind (ab 6 Jahren)

Wir suchen in unserm Umfeld etwas ganz Leichtes. Das kann eine kleine Feder sein, ein trockenes Blatt oder ein Schirmchen vom Löwenzahn. Wir setzen unseren Fund auf die Handfläche und pusten ihn davon.

Die Vier-Elemente-Übung (ab 9 Jahren)

Mindestpersonenzahl: vier
Voraussetzung: ein Gewässer in der Nähe

Zu Beginn werden die vier Elemente (Feuer, Erde, Wasser, Luft) je einer Person zugeordnet. Dann wird ein Element bestimmt, welches den Anfang machen soll. Unter „dessen Führung" streifen alle möglichst schweigend durch den Wald. Wenn die Person, die das Element gewählt hat, an einem Platz angekommen ist, bei dem ihr Bauchgefühl sagt, dass er stimmig ist, lässt sie alle dort verweilen und sich auf diese Stelle einstimmen. Danach erzählt sie kurz, was sie mit dem Element verbindet. Die anderen schweigen und spüren in sich hinein. Es soll dabei kein Austausch entstehen, sondern jeder darf für sich wahrnehmen, wie er den Ort und das Element empfindet. Die anderen Elemente dürfen zum Abschluss noch ihre Gedanken mitteilen. Anschließend übernimmt das nächste Element die Führung und sucht sich „seinen Platz".

Erst wenn alle vier Elemente durchgespielt wurden, wird sich in einer gemeinsamen Pause über das Erlebte ausgetauscht.

Merke: Das Ganze kann schon mal zwei Stunden dauern.

ÜBUNGEN SPEZIELL ZU DEN JAHRESZEITEN

Ist jede Jahreszeit auch Waldbadenzeit? Grundsätzlich kann man das ganze Jahr in den Wald gehen, denn er ist immer einen Ausflug wert. Auch hier gilt der altbekannte Spruch: „Es gibt kein schlechtes Wetter, sondern nur die falsche Kleidung."

Frühling

Baumsäfte hören (ab 5 Jahren)

Solozeit

Nur im März kann man den aufsteigenden Saft in den Bäumen hören. Alle legen ein Ohr an die Rinde eines Baumes und lauschen. Dabei muss man sehr still sein.

Sommer

Bootfahren (ab 3 Jahren – mit Hilfe)

Material: trockene Rindenstücke, ein Bach

Die trockenen Rindenstücke dienen als Boot, das man den Bach entlang fahren lassen kann.

Bachdurchquerung (ab 5 Jahren)

Material: eventuell Handtücher zum Abtrocknen

Wenn es schön warm ist und die Route an einem flachen Bach vorbeiführt, kann man die Schuhe ausziehen und einmal hindurch waten.

Herbst

Herbstkunst (ab 3 Jahren)

Material: Eicheln, Kastanien oder Bucheckern, bunte Blätter, Moos, 4 Äste

Aus den Ästen wird ein Bilderrahmen gelegt, der mit den gesammelten Materialien als Kunstwerk gestaltet wird.

Herbstkunst II (ab 5 Jahren)

Material: Eicheln, Kastanien oder Bucheckern, bunte Blätter, Moos

Die Kinder legen aus dem gesammelten Material Figuren auf den Boden. Anschließend raten alle, was es darstellen soll.

Windstation (ab 5 Jahren)

Material: längere Stöcke, ein Wollfaden, große Blätter oder Federn

An einer windigen Stelle im Wald werden die Stöcke in den Boden gesteckt und daran die großen Blätter oder Federn befestigt, so dass sie im Winde wehen können. Wichtig ist, dass das Bindematerial später einmal verrottet, sonst muss es wieder mit aus dem Wald genommen werden.

Lichtershow im Rahmen (ab 7 Jahren)

Material: ein Diarahmen oder ein vorgefertigter kleiner Rahmen aus Pappe

In den Rahmen wir ein farbiges Blatt gespannt und gegen das Licht gehalten. Was kann man erkennen? Wie verändert sich das Bild, wenn man nicht mehr ins Licht schaut?

Winter

Spuren im Schnee (ab 3 Jahren)

In den frisch gefallenen Schnee werden verschiedene Spuren gedrückt. Man kann dazu die Füße oder auch die Hände benutzen.

Einen Schneemann bauen (ab 3 Jahren – mit Hilfe)

Alle Kinder bauen einen Schneemann. Der kann auch aus kleinen Schneebällen bestehen und wird mit Naturmaterialien geschmückt.

▸ Ihr braucht trockenes Herbstlaub

Herbstwind

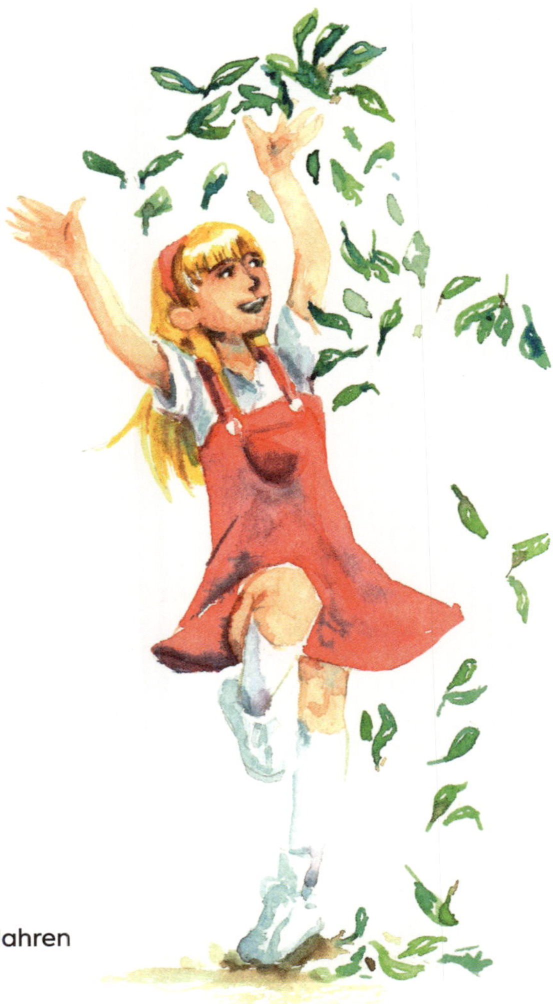

Alle Kinder spielen Herbstwind. Sie werfen das trockene Laub hoch und lassen die Blätter tanzen.

ab 3 Jahren

LANDART (BASTELN MIT NATURMATERIALIEN)

Kindern wie Erwachsenen macht es meist großen Spaß, mit Werkstoffen und Materialien, die man in der Natur findet, kreative Werke zu gestalten. Diese vergängliche Kunst erfreut die Macher und auch die Spaziergänger, die sie später entdecken.

Einen Waldkuchen legen (ab 3 Jahren)

Mehrere gleichlange Stöcke werden so auf den Boden gelegt, dass sie die Stücke eines runden Kuchens ergeben. Der Kuchenrand wird einfach auf den Boden gemalt. Nun ziehen alle los, und um die einzelnen Kuchenstücke zu belegen. In jedem Teilstück soll nur ein einziges Material enthalten und flächendeckend ausgelegt werden.

Steinmännchen (ab 3 Jahren)

Material: 3 flache Steine

Die Kinder sammeln jeweils drei, möglichst flache Steine, die sie zu einem Steinmännchen übereinander türmen.

Blätterkunstwerk (ab 4 Jahren)

Material: Blätter und Nadeln, kleine Zweige

Aus den gesammelten Materialien wird ein gemeinsames Bild gelegt.

Die dritte Dimension (ab 7 Jahren)

Material: Naturmaterial
Gruppenübung

Zuerst werden mehrere Stöcke aufrecht in den Boden gerammt und eine Art Gerüst gebildet. Nun suchen alle weiteres Material in der näheren Umgebung und bringen es an dem Gefüge an. Es geht nicht darum, dass es besonders hübsch aussieht, sondern es ist zu beachten, wie sich das Ganze durch die gemeinsame Arbeit verändert.

▸ Ihr braucht Naturmaterialien und eventuell ein Foto zur Ansicht als Anregung

Mandala legen

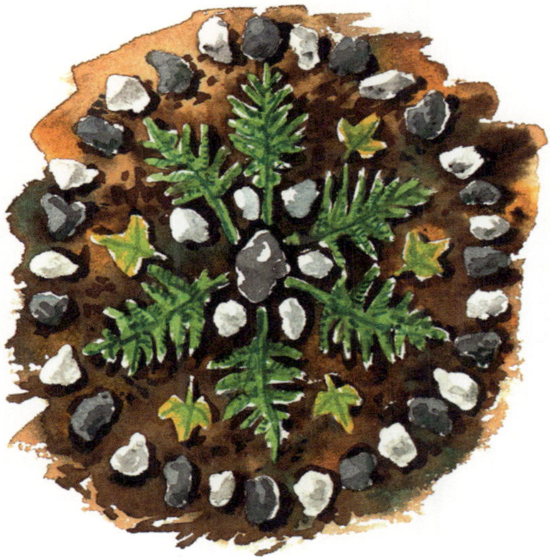

Mandalas sind runde Bilder, die aus symmetrisch angeordneten Kreisen, Linien oder Dreiecken bestehen. Damit die Kinder eine Vorstellung haben, kann man ihnen eine Abbildung zeigen. Jeder darf sein eigenes Kunstwerk aus gesammelten Materialien gestalten.

ab 7 Jahren

MEDITATIVE ÜBUNGEN

Auch kleinere Kinder haben am Meditieren Freude, denn das spricht ihre Vorstellungskraft an. Den zeitlichen Rahmen wählt man so, dass sich niemand langweilt. Mit einer Klangschale oder einem Glöckchen kann man Beginn und Ende einleiten.

Im Wind tanzende Bäume (ab 3 Jahren)

Alle Kinder stellen sich vor, dass sie Bäume wären, die sich im Wind wiegen. Je nach Ansage weht dieser mal stärker und mal schwächer.

Im Wind tanzende Blätter (ab 3 Jahren)

Alle Kinder stellen sich vor, dass sie Blätter wären, die vom Baum gefallen sind und die der Wind durch den Wald weht. Dabei tanzen sie hin und her und fallen schließlich sanft auf die Erde.

Horizonte eröffnen (ab 5 Jahren)

Alle stellen sich locker und in gebührendem Abstand voneinander hin. Die Haltung ist locker und die Beine stehen fest auf dem Boden. Die Augen sind offen und der Blick geht nach vorn. Nach Anweisung heben die Kinder die ausgestreckten Arme, bis die Hände ungefähr in Augenhöhe sind. Die Handflächen werden zueinander gedreht. Dann werden die Arme langsam so weit nach außen bewegt, wie es sich noch leicht und gut anfühlt. Sind sie etwa seitlich ausgestreckt, dann wird die gleiche Bewegung zurück ausgeführt. Das sieht aus, als würde man einen Vorhang öffnen und schließen. Wer mag, kann beim Öffnen der Arme tief einatmen und beim Schließen ausatmen.

Waldgeister und Baumsamen (ab 5 Jahren)

Material: 1 Tuch zum Augenverbinden

Ab 5 Kindern

Ein Kind ist der Waldgeist, dem die Augen verbunden werden. Die anderen Kinder sind die Baumsamen und hocken sich leise in einigem Abstand vom Waldgeist auf den Boden. Dabei sollen sie ihren Platz so wählen, dass sie nicht gleich entdeckt werden. Nach einer halben Minute nimmt der Waldgeist die Augenbinde ab und beginnt sich umzuschauen. Immer wenn er ein Kind entdeckt, zeigt er in dessen Richtung und ruft: „Wachse". Das Kind erhebt sich langsam und „wächst" zu einem Baum heran, der sich im Wind wiegt.

Besinnung (ab 6 Jahren)

Alle stellen sich in einem Kreis auf, schließen die Augen und sind ganz still. Der Kursleiter fordert sie auf: „Seid ganz leise. Atmet tief ein und aus. Lasst eure Muskeln locker. Fühlt den Boden unter euren Füßen. Spürt die Luft, die euch umgibt. Hört auf die Geräusche des Waldes."

Die Länge dieser Übung ist abhängig vom Alter der Gruppe, sollte aber mindestens drei Minuten betragen.

Impulse wahrnehmen und nicht befolgen (ab 7 Jahren)

Solozeit

Jedes Kind wählt sich einen Weg, den es mehrmals auf und ab geht. Es kann auch rund um einen dicken Baum oder eine Bank gehen. Während des Laufens tauchen verschiedene Impulse auf und verschwinden wieder. Sie werden einfach nur wahrgenommen, ohne dass man ihnen nachgibt.

Mit dem inneren Bild wahrnehmen (ab 9 Jahren)

Solozeit

Jedes Kind sucht sich ein bestimmtes Objekt, das ihm besonders gefällt. Das kann ein Baum, eine Blume oder ein Stück Waldboden sein. Nach dem Betrachten werden die Augen geschlossen und ein inneres Bild sollte entstehen. Mit dem Öffnen der Augen wird das mit der Realität verglichen. Augen erneut schließen und das innere Bild verändern. Augen öffnen und vergleichen. Mehrmals wiederholen.

QIGONG

Qigong ist eine chinesische Bewegungslehre, welche die Gesundheit unterstützt und für Entspannung sorgt. Die langsamen Übungen können in jedem Alter und Gesundheitszustand durchgeführt werden. Geübt wird im Sitzen oder im Stehen (mit lockeren Knien).

Das Qi (Energie) wecken

Wir stehen im schulterbreiten Stand, mit lockeren Knien. Die Arme „hängen" zuerst seitlich am Körper herunter. Dann werden sie mit weichen Gelenken vor dem Körper bis in Schulterhöhe angehoben. Die Hände sind locker, der Handrücken zeigt nach oben und „führt" die Bewegung. Aus der Position Schulterhöhe senken sich die Arme wieder nach unten. Jetzt „führt" der Handballen die Bewegung, das heißt, die Fingerspitzen zeigen leicht nach oben. Gehen die Arme nach oben, wird eingeatmet. Gehen sie nach unten, atmen wir aus. Die Übung kann 6 bis 8 Mal durchgeführt werden.

Herz und Seele öffnen

Wir stehen im schulterbreiten Stand, mit lockeren Knien. Die Arme „hängen" zuerst seitlich am Körper herunter. Dann werden sie mit weichen Gelenken vor dem Körper bis in Schulterhöhe angehoben. Die Hände sind locker, der Handrücken zeigt nach oben und „führt" die Bewegung. Aus der Position Schulterhöhe gehen die Arme seitlich nach außen. Dabei darauf achten, dass die Schultern nicht nach oben gezogen werden. Anschließend beschreiben die Arme den gleichen Weg zurück. Zuerst nach vorn und dann nach unten. Hier den Atem einfach fließen lassen. Die Übung kann 6 bis 8 Mal durchgeführt werden.

Die Wellen kräuseln sich auf dem See

Wir stehen im schulterbreiten Stand, mit lockeren Knien. Die Arme „hängen" zuerst seitlich am Körper herunter. Anfangs wird ein Arm mit weichen Gelenken vor dem Körper bis in Schulterhöhe angehoben. Die Hände sind locker, der Handrücken zeigt nach oben und „führt“ die Bewegung. Aus der Position Schulterhöhe senkt sich dieser Arm wieder nach unten. Jetzt „führt“ der Handballen die Bewegung, das heißt, die Fingerspitzen zeigen leicht nach oben. Gleichzeitig führt der andere Arm die Bewegung nach oben aus. Dadurch entsteht eine Art Wellenbewegung. Den Atem einfach fließen lassen. Die Übung kann 6 bis 8 Mal durchgeführt werden.

Wolken teilen

Wir stehen im schulterbreiten Stand, mit lockeren Knien. Die Arme „hängen“ zuerst seitlich am Körper herunter. Sie werden vor dem Unterkörper zusammengeführt, so dass sich die Handgelenke überkreuzen, ohne sich jedoch zu berühren. Nun steigen die Arme vor dem Körper nach oben, dabei sind die Hände so gedreht, dass man ihre Handinnenflächen sehen kann. Oberhalb vom Kopf drehen wir die Arme so, dass jeder Arm an seiner Körperseite nach unten geführt wird. Gehen die Arme nach oben, wird eingeatmet. Gehen sie nach unten, atmen wir aus. Die Übung kann 6 bis 8 Mal durchgeführt werden.

Fliegen wie eine Wildgans

Wir stehen im schulterbreiten Stand, mit lockeren Knien. Die Arme „hängen“ zuerst seitlich am Körper herunter. Sie gehen nun seitlich am Körper nach oben, bis über den Kopf. Dann senken sie sich wieder. Dadurch entsteht eine Bewegung, die wie fliegen aussieht. Vorsicht: nicht zu schnell werden! Gehen die Arme nach oben, wird eingeatmet. Gehen sie nach unten, atmen wir aus. Die Übung kann 6 bis 8 Mal durchgeführt werden.

Mit den Händen durchs Wasser streichen

Wir stellen uns in eine lockere Schrittstellung (ein Bein vor). Die Arme „hängen“ zuerst seitlich am Körper herunter. Sie werden langsam seitlich am Körper vorbei nach vorn geführt und steigen maximal auf 45 Grad. (Sie bleiben unterhalb der Brusthöhe.) Dann sinken die Arme wieder und bewegen sich am Körper vorbei nach hinten (so weit, wie es angenehm ist). Danach steigen sie wieder. In der Vorstellung steht man im Wasser und streicht mit den Fingerspitzen über die Wasseroberfläche. Gehen die Arme nach oben, wird eingeatmet. Gehen sie nach unten, atmen wir aus. Die Übung kann 6 bis 8 Mal durchgeführt werden. Dann wird die Seite gewechselt und das andere Bein nach vorn gestellt.

Der gelbe Drache zeigt seine Klauen

Wir stehen im schulterbreiten Stand, mit lockeren Knien. Die Arme „hängen" zuerst seitlich am Körper herunter. Sie werden mit lockeren Händen vor dem Körper bis in Schulterhöhe angehoben. Die Unterarme bleiben leicht angewinkelt. Nun werden mit den Fingern Klauen (Krallen) geformt und die Arme sinken nach unten. Dort entspannen sich die Hände wieder und werden erneut angehoben. Gehen die Arme nach oben, wird eingeatmet. Gehen sie nach unten, atmen wir aus. Die Übung kann 6 bis 8 Mal durchgeführt werden.

Mit dem Ball spielen

Wir stehen im schulterbreiten Stand, mit lockeren Knien. Die Arme „hängen" zuerst seitlich am Körper herunter. Gleichzeitig werden der rechte Arm nach vorn (maximal schulterhoch) und das linke Bein (zum rechten Winkel) angehoben und dann wieder abgesetzt. Die Bewegung bitte langsam ausführen. Dann sind der linke Arm und das rechte Bein an der Reihe. Danach erneuter Seitenwechsel. Den Atem einfach fließen lassen. Die Übung kann 6 bis 8 Mal auf jeder Seite durchgeführt werden.

Die Fee streut Blumen

Wir stehen im schulterbreiten Stand, mit lockeren Knien. Die Arme „hängen" zuerst seitlich am Körper herunter. Wir heben die Arme leicht an (vor den Bauch) und halten die Hände so, dass die Handinnenflächen in einem Abstand von etwa 20 Zentimetern zueinander zeigen. Die Fingerspitzen sind zum Boden gerichtet. Nun werden die Hände vor dem Bauch seitlich nach links und rechts (Abstand beibehalten) geschwungen. Achtung: nicht zu hoch kommen und die Schultern nicht nach oben ziehen. Der Körper nimmt die Schwingung über die Hüfte in die gleiche Richtung auf. Den Atem einfach fließen lassen. Gern 18 Mal auf jede Seite schwingen.

Das ewige Rad drehen

Wir stehen im schulterbreiten Stand, mit lockeren Knien. Die angewinkelten Arme werden vor die Brust gehoben. Die Unterarme haben einen Abstand von mindestens 10 Zentimetern und befinden sich „übereinander". Die Handinnenflächen zeigen nach unten. Die Finger der rechten Hand weisen dabei nach links, die der linken Hand nach rechts. So sollte es möglich sein, dass wir die Unterarme umeinander rotieren lassen können, ohne dass sie sich berühren. Beide Arme drehen sich wie Kreise oder Ellipsen und erinnern durch ihre Bewegung an ein Rad, das sich dreht. Den Atem einfach fließen lassen. Gern 18 Mal in jede Richtung drehen.

Qigong-Abschluss-Meditation

Wir stehen im schulterbreiten Stand, mit lockeren Knien und legen die Hände übereinander auf den Unterbauch (unterhalb des Bauchnabels). Mit geschlossenen Augen wird einige Atemzüge lang den Übungen nachgespürt.

WALDGESCHICHTEN

Auch wenn man beim Waldbaden nicht schnell unterwegs ist, ist es sinnvoll, Pausen und auch einmal eine größere Rast einzulegen. Wenn sich alle mit Essen und Trinken stärken, ist vielleicht Zeit für die eine oder andere Waldgeschichte.

Warum die Weide im Frühjahr Kätzchen trägt

Einer alten polnischen Legende nach ging vor vielen Jahren einmal eine Katzenmutter mit ihren Kindern am Fluss spazieren. Es war einer der ersten lauen Frühlingstage, die auf einen harten Winter folgten, und die Kätzchen tobten munter am Ufer entlang. So sehr die Mutter sie auch ermahnte, die Kleinen wurden immer übermütiger. Sie rannten und sprangen, jagten sich oder ihre Schwänze und waren nicht mehr zu bändigen. Als sie dann noch einen vorwitzigen Schmetterling entdeckten, vergaßen sie alle Vernunft. Jedes Katzenkind wollte das erste sein, das diesen lustigen Gesellen fing. Vor lauter Eifer kullerten sie übereinander und fielen in den Fluss. Da war das Geschrei groß! Die Kleinen waren im eisigen Wasser gefangen und wurden rasch von den Wellen davongetragen. Die Katzenmutter lief weinend am Ufer entlang. Konnte sie doch nicht zu ihren Kindern, die laut um Hilfe riefen, gelangen. Das hörte der Weidenbaum und er hatte Mitleid mit der Katzenfamilie. Schnell steckte er seine Zweige ins Wasser, damit sich die Katzenkinder daran festhalten konnten. Dann zog er die ganze Gesellschaft mit einem Ruck ans Ufer und setzte sie vor der überglücklichen Katzenmutter ins Gras. Zum Dank und zur Erinnerung an diese gute Tat wachsen der Weide in jedem Frühjahr kleine pelzige Knospen, die an die geretteten Kätzchen erinnern.

Wie der Wasserfall entstand

Vor vielen, vielen Jahren, als es noch Riesen und Zwerge gab, man Feen und Elfen treffen konnte und allerlei seltsame Geschöpfe in den Wäldern und Bergen lebten, trug sich folgende Geschichte zu.

In einem Fluss wohnte einmal eine schöne Nixe, deren Liebreiz weit bekannt war. Sie hatte goldenes Haar, das in der Sonne leuchtete. Ihre grünen Augen schimmerten wie ein Bergsee im Mondlicht und ihre Lippen waren weich und zart wie das Morgenrot. Wenn sie ihre Laute spielte und dazu sang, dann verstummten sogar die Vögel vor Bewunderung.

Nicht weit vom Fluss lebte ein alter griesgrämiger Riese. Der war nicht nur scheußlich anzusehen, sondern hatte auch keinen guten Charakter. Stets war er auf Streit aus und jeder, der mit ihm Handel trieb, wurde von ihm betrogen. Dieser Grobian hatte von unserer Nixe gehört und meinte, sie wäre gerade gut genug, um seine Frau zu werden.

So stapfte er dann eines Tages zum Fluss und brachte sein Ansinnen vor. Die Nixe jedoch mochte den abscheulichen Riesen nicht einmal ansehen, geschweige denn zum Manne haben. Sie warf nur einen kurzen Blick auf ihn und verschwand in den Fluten des Flusses.

Da wurde der Riese fürchterlich wütend und begann, Stein auf Stein übereinanderzusetzen, um den Fluss aufzuhalten. So glaubte er, dass er die Nixe fangen könne. Die Mauer wuchs höher und höher und das Wasser staute sich dahinter. Der Riese watete ins Wasser und versuchte mit seinen großen Händen die Nixe zu greifen. Beinahe wäre es ihm auch gelungen, aber inzwischen war so viel Wasser zusammengekommen, dass es schon oben über die Mauer lief. Die Nixe erkannte ihre Chance und rutschte mit den Wellen unbemerkt über die Kante. Sie fiel mit dem Wasser auf der anderen Seite tief nach unten, aber sie wollte sich lieber alle Knochen brechen, als gefangen werden.

Der Riese aber, so heißt es, steht immer noch im Fluss und sucht nach der Nixe. Voller Wut wühlt er mit seinen Händen das Wasser auf und kann sie doch nicht finden. Die Stromschnellen, die man vor dem Wasserfall findet, zeugen von seinen fruchtlosen Mühen.

Warum die Kastanien-Früchte eine stachlige Hülle haben

Vor langer, langer Zeit wuchsen die Kastanien ganz ohne Hülle am Kastanienbaum. Sie reiften als einfache runde Früchte ohne Schale heran. Wenn sie reif wurden, dann bezauberten sie alle Waldbewohner mit ihrem glänzenden braunen Aussehen. „Oh, was für schöne Früchte!", riefen Eichhörnchen und Reh aus und pflückten sich im Vorbeigehen einige Kastanien vom Baum. „Oh, wie edel die Kastanien doch glänzen!", sprach die Elster, nahm, so viel sie tragen konnte, in den Schnabel und flog davon. Dann folgten die Hasen, ein Hirsch, zwei Raben und eine große Menge anderer Tiere.

Der Kastanienbaum gab seine Früchte gern her, denn er war ein gutmütiger Geselle. Es blieben immer noch genug für ihn übrig, die er verstreute, damit daraus kleine Kastanienbäume wachsen konnten. So ging das einige Jahre und alle waren zufrieden.

Im Wald lebte jedoch ein kleiner zänkischer Kobold, dem die einvernehmliche Übereinkunft ein Dorn im Auge war. Er selber machte sich gar nichts aus Kastanien, war aber missgelaunt, dass sich alle so gut verstanden. So beschloss er, Unfrieden zu stiften. Lange bevor die Kastanienfrüchte reif waren, lief er daher zum Eichhörnchen. „Hast du gehört?", fragte er. „Die Elstern wollen in diesem Jahr alle glänzenden braunen Kastanien für sich selber haben." „Warum denn das?", erschrak das Eichhörnchen. „Weil sie Besuch von ihren Verwandten aus dem Wald hinter den Bergen bekommen. Da gibt es keine Kastanienbäume. Und sie planen ihre Onkel und Tanten mit einem Riesenberg Kastanien zu beeindrucken. Darum haben sie beschlossen, sobald die Früchte reif sind, zum Baum zu fliegen und alles abzuernten." Der Kobold tat empört. „Sie wollen dem armen Kastanienbaum nicht einmal einige Kastanien übriglassen, um neue Kinder großzuziehen." Das Eichhörnchen war entsetzt.

Als der Lügenbold merkte, dass seine Geschichte auf fruchtbaren Boden gefallen war, eilte er davon. Er suchte die Elstern auf und erzählte ihnen, dass die Rehe in diesem Jahr alle Kastanien für sich haben wollten. Dann lief er zu den Raben, zu den Hasen und nach und nach zu allen Tieren, die sich im Herbst immer Kastanien geholt hatten. Zuallerletzt lief er zum Kastanienbaum und berichtete, dass sich die Tiere streiten würden, weil jedes seine Früchte für sich allein haben wolle. Der Baum mochte das erst gar nicht glauben, aber dann sah er sich um und entdeckte im Gebüsch rundherum viele Waldbewohner. Die sahen sich untereinander böse an und begannen sogar sich leise zu beschimpfen. Sie warfen sich gegenseitig vor, dass sie einander keine Kastanien gönnten. Der Streit wurde immer lauter und es sah aus, als ob sie sich gleich alle miteinander prügeln würden. Darüber freute sich der Kobold sehr, denn es gefiel ihm, wenn zwischen anderen Zank und Unfrieden herrschte. Der Kastanienbaum versuchte, die aufgeregte Gesellschaft zu beschwichtigen, aber niemand hörte auf ihn.

Da wurde er wütend über so viel Unvernunft und schüttelte seine Zweige, das es nur so krachte. Dann rief er mit lauter Stimme. „Genug jetzt! Wenn ihr euch nicht benehmen könnt und euch gegenseitig nichts gönnt, so werde ich euch allen eine Lektion erteilen. Von nun an dürft ihr nicht einfach mehr meine Früchte pflücken. Ich werde sie in einer grünen Hülle sicher verwahren. Erst wenn sie reif sind und herunterfallen, dann könnt ihr sie mühselig aus dem Laub aufsammeln. Das ist die Strafe dafür, dass ihr so unvernünftig seid!"

Seit jener Zeit umgibt der Kastanienbaum seine Früchte mit einer stachligen Hülle. Die platzt erst auf, wenn die Kastanien auf die Erde fallen. Und dort unten kann man sie auflesen.

Warum die Eichhörnchen rotes Fell haben

In alter Zeit war es gang und gäbe, dass die Eichhörnchen auch im Winter von Ast zu Ast und von Baum zu Baum sprangen und keinen Winterschlaf machten. Damals trugen sie ein Fell, das eine sehr besondere Eigenschaft hatte. Es änderte je nach der Umgebung, in der sich das Eichhörnchen aufhielt, seine Farbe. Saß ein Eichhörnchen im Tannenbaum, dann hatte es ein dunkelgrünes Fell. Kletterte es am Stamm der Buche nach oben, schimmerte es silbrig. Lief es über den Waldboden, dann war es braun. Und im Winter, wenn Schnee fiel, waren alle Eichhörnchen weiß. Das war sehr praktisch, denn so waren die Eichhörnchen schwer zu entdecken. Kaum einem Marder oder Uhu gelang es, sie zu fangen. Darauf waren sie so stolz, dass sie auf die anderen Tiere mitleidig hinabblickten. „Wie dumm ihr nur seid!", höhnten sie. „Habt ihr noch nicht mitbekommen, dass Tarnung im Leben alles ist? Euch kann man so leicht entdecken und fressen! Es wundert uns, dass ihr noch nicht ausgestorben seid!" Doch es reichte ihnen nicht, die anderen Tiere zu verspotten. Sie machten sich auch einen Spaß daraus, sie mit Zapfen, Nüssen oder was ihnen auch immer in die Pfoten fiel, zu bewerfen. Wer getroffen wurde, sah sich erstaunt um und konnte zuerst den Werfer nicht erspähen. Hätten sich die Eichhörnchen nicht über ihre armen Opfer lustig gemacht und lauthals gekichert, dann wären sie dank ihres Tarnfelles nicht entdeckt worden.

So verging eine ganze Weile und alle Waldbewohner ärgerten sich sehr über die ungezogenen Eichhörnchen. Als sie es eines Tages zu bunt trieben und Frau Häsin samt ihren Kindern mit Nüssen bewarfen, beschlossen die Tiere, etwas zu unternehmen, denn so konnte es mit den übermütigen Spitzbuben nicht weitergehen. Sie beratschlagten sich und überlegten lange hin und her, bis sie eine Idee hatten. Sie liefen zur großen Waldlichtung, auf der viele Fliegenpilze standen, und baten die um etwas rote Farbe. Die Pilze wunderten sich erst, aber als sie die ganze Geschichte hörten, gaben sie den Tieren gern das Gewünschte. Herr Hase, der sehr erbost darüber war, wie die Eichhörnchen mit seiner Familie umgesprungen waren, nahm eine Decke und einen Picknickkorb und setzte sich gemeinsam mit seinem Freund, dem Igel, mitten auf die Waldwiese. Dort schmausten sie nach Herzenslust, tranken Wein und begannen alsbald laut zu singen. Das hörten die Eichhörnchen und wollten den beiden natürlich sofort ihre bösartigen Streiche spielen. Mit Taschen voller Zapfen eilten sie zur Wiese und fingen an, nach dem Hasen und dem Igel zu werfen, dass die glauben mochten, es würde hageln.

Darauf hatten die anderen Tiere nur gewartet. Zwar waren die Eichhörnchen durch ihr Tarnfell nicht leicht zu entdecken, aber man konnte sehen, von welcher Stelle aus sie die Zapfen warfen. Dorthin eilten die Rächer und gossen die rote Farbe, die sie von den Pilzen erhalten hatten, breitflächig aus. Die blieb am Fell der Eichhörnchen hängen und ließ sich selbst mit Sand und Seife nicht mehr entfernen.

Seit dieser Zeit haben die Eichhörnchen ein rotes Fell. Sie sind auch nicht mehr so garstig. Nur ab und zu werfen sie doch noch mit Nüssen oder Zapfen. Und damit sie im Winter mit ihrem auffälligen, roten Fell nicht zu leicht entdeckt werden, machen sie schon seit vielen Jahren sicherheitshalber Winterschlaf.

Wie die Mäuse Flügel bekamen

Es gab Zeiten, da war die Erde fast überall von Wäldern bedeckt. Deren Bäume standen dicht an dicht und ihre Zweige hingen tief herab. Unten war es dunkel und nahezu undurchdringlich. An mancher Stelle drang nie ein Sonnenstrahl bis auf den Boden. Dort unten, wo stets alles im Dämmerlicht lag, lebten viele große und kleine Tiere. Sie hatten sich mit dem Leben im Halbdunkel abgefunden, da sie es nicht anders kannten. So gingen sie zufrieden ihrem Tagwerk nach und machten sich keine Gedanken. Nur ein grauer Mäuserich war verdrießlich. „Es muss doch noch etwas anderes geben!", maulte er vor sich hin. Als er mit den anderen Tieren darüber sprechen wollte, bekam er nur ablehnende Antworten. „Das war hier schon immer so. Warum sollten wir denn etwas ändern? Wir haben doch unser Auskommen." Keiner von ihnen war neugierig, ob es irgendwo auf der Welt noch anders wäre.

Eines Tages hielt es unser Mäuserich nicht mehr aus. Er schnürte sich ein Bündel mit Proviant, nahm sich eine Haselnussrute als Wanderstab und begab sich auf die Suche nach ... ja wonach denn eigentlich? Das wusste er selber nicht so genau. Er wollte wissen, ob es überall so war wie daheim oder ob es noch etwas anderes gab.

Unverdrossen machte er sich also auf den Weg. Ein bisschen traurig war er schon, denn als er sich von seinen Freunden verabschiedete, hatten alle nur mit dem Kopf geschüttelt und ihm prophezeit, dass er nichts Neues finden würde, denn die Welt wäre nun einmal so, wie sie wäre. Basta!

Er lief und lief und fast schien es, als ob er wirklich nichts entdecken würde. Eines Tages bemerkte er aber, dass die Bäume nicht mehr so dicht nebeneinanderstanden. Erst glaubte er an eine Täuschung, als er weit vor sich sogar einen hellen Lichtschein entdeckte. Er rannte, so schnell ihn seine kleinen Mäusebeinchen trugen, darauf zu. Ob da der Wald zu Ende war? Doch lange bevor er den Waldrand erreichte, hielt er verzweifelt an. Seine Augen waren an das ewige Halbdunkel gewöhnt und vertrugen das Licht nicht. Wenn er weiter lief, würde er sicher blind werden. Es half nichts, er musste warten, bis die Sonne untergegangen war. Erst dann konnte er sich aus dem Wald herauswagen.

Der Mäuserich versteckte sich unter einer Baumwurzel und erwartete voller Ungeduld den Abend. Sobald die Sonne an Kraft verlor, wagte er sich aus seinem Versteck und huschte zum Waldrand. Tatsächlich! Es gab eine Welt ohne dichten Wald! Er konnte die Sterne sehen. Sie funkelten und strahlten, dass es sein Herz erfreute. Inzwischen war es richtig dunkel geworden. Und unserem Mäuserich entfuhr ein lauter Seufzer. Er erschrak, als eine Stimme ihn fragte: „Warum bist du so traurig, kleiner Freund?" Vor ihm schwebte eine wunderschöne

Elfe und sah ihn erstaunt an. „Wie soll ich nicht traurig sein? Ich bin so weit gelaufen, um einmal etwas anderes als unseren dunklen Wald zu sehen. Nun bin ich hier und meine Augen vertragen das Sonnenlicht nicht." Die Elfe war ein klein wenig verwundert. „Aber es gibt doch auch jetzt noch so viel zu sehen." Sie wies mit ihren kleinen schlanken Fingern auf einen Apfelbaum, der ganz in der Nähe stand. „Sieh mal die Blüten, wie sie im Mondlicht leuchten." Dann zeigte sie in eine andere Richtung. „Lass uns zur Nachtkerze fliegen. Ihre gelben Blüten sind einfach ein herrlicher Anblick. Den darfst du dir nicht entgehen lassen."

Der Mäuserich seufzte noch lauter. „Aber ich kann nicht fliegen!" Die Elfe riss ihre Augen erstaunt auf. „Du kannst nicht fliegen?" Er schüttelte den Kopf und ließ ihn gleich darauf hängen. „Ich habe keine Flügel." Da kicherte die Elfe erleichtert. „Nichts leichter als das." Sie holte einen Zauberstab aus den Falten ihres Gewandes, schwenkte ihn dreimal hin und her und murmelte etwas Unverständliches. Erstaunt merkte der Mäuserich, dass ihm Flügel wuchsen. Die Elfe ergriff ihn an einem seiner Vorderbeinchen und schwang sich gemeinsam mit ihm in die Luft. Am Anfang hatte er ein wenig Angst, aber er lernte schnell, wie man mit den Flügeln schlagen musste, und sauste bald darauf voller Freude durch den Nachthimmel.

Seit dieser Zeit gibt es Mäuse, die fliegen können. Weil die Fledermäuse aber alle von unserem Mäuserich abstammen, vertragen sie immer noch kein helles Sonnenlicht. Deshalb sind sie auch heute noch in der Dämmerung und in der Nacht unterwegs.

Warum die Zapfen der Tanne nicht auf den Boden fallen

Es war vor ewiger Zeit, dass sich die Nadelbäume entschlossen, statt einfacher Früchte nunmehr Zapfen zu tragen. Schon lange gab es so eine Art Wettkampf mit den Laubbäumen, wer besser war. Laub oder Nadeln? Sommergrün oder auch im Winter grün? Blüten für die Bienen oder Blütenstaub im Wind?

Niemand wusste mehr, wie alles angefangen hatte und worum es eigentlich ging, aber fast alle beteiligten sich daran. Natürlich gab es wie immer einige Besonnene unter den Bäumen, die das alles albern fanden, aber die meisten machten dieses Gerangel, wer der Bessere sei, mit.

Als sich die Nadelbäume eines Tages wieder einmal zusammenfanden, um zu überlegen, wie sie die Laubbäume übertrumpfen könnten, kamen sie auf die Idee mit den Zapfen.
Im Nachhinein wusste keiner mehr, von wem der Vorschlag eigentlich stammte, aber alle fanden ihn gut. Sogleich begannen die unterschiedlichen Bäume zu überlegen, wie ihre Zapfen aussehen sollten. Die Kiefern entschieden sich für runde knuffige Objekte, die schon mal lustig über den Boden kullern können. Außer die Weymouthskiefer, die hielt sich mit ihren weichen, schlanken Nadeln sowieso für etwas Besseres und wählte einen langen, gebogenen Zapfen, den sie voller Harz tropfte, damit er, so wie sie fand, besonders schön aussah. Die Fichten zogen gerade, schlichte Zapfen vor, denn sie waren der Meinung, dass weniger oft mehr ist. Den Lärchen war die ganze Sache mit dem Wettkampf eigentlich über, aber da sie sich nicht ausschließen wollten, wählten sie kleine lustige Zapfen, die sie einfach auf ihre Zweige steckten.

Die Tannen, die von Haus aus etwas eitel sind, hatten sich zur Beratung abseits zusammengefunden. Es dauerte ziemlich lange, bis sie sich einig wurden, doch schlussendlich entschieden sie sich für eine klassische Zapfenform, da sie der Meinung waren, dass diese die Eleganz ihrer Nadeln unterstreichen würde. Ihr Entsetzen war groß, als sie bemerken mussten: Die Fichten hatten eine ganz ähnliche Idee. Das ging ja gar nicht! So bestand die Gefahr, dass man sie glatt mit denen verwechselte! Während sich die Fichten schon ins Fäustchen lachten, weil den Tannen auch nichts Besseres eingefallen war, hatten jene am Ende doch noch eine Idee, wie man sich unterscheiden könnte. Die meisten anderen Nadelbäume lassen ihre Zapfen einfach von den Zweigen herabhängen. Die Tannen aber würden ihre Zapfen aufrecht, wie Kerzen, auf die Äste setzen. Das wäre ein ganz besonderer Anblick, der ihrer Schönheit würdig sei, meinten sie.

Und weil sie diese Idee so toll fanden, wollen sie ihre Zapfen auch nicht mehr hergeben. Während die Fichten und Kiefern ihre Zapfen abwerfen, wenn die Samen darin reif sind, weigern die Tannen sich beharrlich, das zu tun. Sie behalten ihre Zapfen so lange, bis sie am Ast zerfallen und der Samen vom Wind zerstreut wird. Übrig bleibt nur der Mittelteil, welcher sich noch eine Weile wie ein Finger in den Himmel reckt, bis er dann auch endlich abfällt.

Warum die Wildschweine in der Erde wühlen

Ganz zum Anfang unserer Zeit fraßen die Wildschweine genau wie Rehe und Hirsche hauptsächlich Gräser, Kräuter und Blätter. Leider haben sie einen ziemlich kurzen Hals und können so ihren Kopf nicht weit nach oben strecken. Darum müssen sie ihr Futter in Bodennähe suchen. Sie können zwar weit und schnell laufen, aber nicht besonders gut sehen. Und so kam es, dass sie am Abend oft hungrig waren. Das gefiel ihnen natürlich gar nicht und sie überlegten, was da zu tun sei. Ganz gleich, wie lange sie auch berieten, sie fanden keine Lösung für ihre Misere, sondern redeten alle durcheinander.

Irgendwann rief der Stärkste und Größte von ihnen: „So geht das nicht weiter! Jeden Abend sind wir hungrig. Und überhaupt macht hier jeder, was er will. Das kann ja nichts werden!" „Was schlägst du vor?", fragten die anderen Wildschweine. „Wir brauchen einen König!", lautete seine Antwort. „So ein Quatsch! Ein König füllt uns unsere Bäuche auch nicht!", kam es als Einwand. Aber der Große, der sehr gern zum Anführer und König gewählt worden wäre, ließ nicht locker. Er versuchte, mit schönen Worten die anderen davon zu überzeugen, dass er Recht hätte. So ging es eine ganze Weile hin und her. Doch die Wildschweine konnten sich auch hier nicht einigen.

Es war aber, dass sie ihr Treffen im Herbst unter einem großen Ahorn abhielten. Dessen Blätter färbten sich gerade rotgolden und glänzten wunderschön im Abendlicht. Natürlich entging der aufgeregten Versammlung diese Augenweide, denn sie warf keinen Blick nach oben. Mitten in der heißesten Diskussion löste sich ein Blatt vom Baum und landete genau auf dem Kopf des Möchtegernkönigs. Dort leuchtete und funkelte es wie eine Krone im Licht der untergehenden Sonne. Einer aus der Runde, es war wahrlich nicht der Klügste von ihnen, rief ganz erstaunt: „Seht einmal hin! Das ist ein Zeichen! Der Wald selbst hat unseren König gekrönt!" Da die Wildschweine, wie wir wissen, nicht besonders gut sehen können, hielten sie das goldene Ahornblatt tatsächlich für eine Krone und waren schwer beeindruckt.

Da kam plötzlich ein Windstoß und fegte das Blatt vom Kopf des vermeintlichen Königs. Der stieß einen schrillen Quiekser aus und stürmte hinterher. Irgendeiner rief dann noch: „Wer die Krone hat, der soll unser König sein!". Daraufhin rannten alle los und das Chaos war perfekt. Inzwischen war die Sonne fast untergegangen und leuchtete nur noch ganz schwach. Damit hatte das Ahornblatt seinen Glanz verloren und die Wildschweine suchten vergeblich nach der vermeintlichen Krone. In ihrem Eifer begannen sie sogar den Waldboden umzugraben. Dabei entdeckten sie wohlschmeckende Wurzeln, leckere Würmer, Bucheckern, Eicheln und weitere schmackhafte Sachen. Die reichhaltige Kost faszinierte sie so, dass sie die Suche nach der Königskrone glatt vergaßen.

Seit dieser Zeit graben die Wildschweine gern den Waldboden um und brauchen kaum noch Hunger zu leiden. Einen König aber haben sie nicht gewählt, denn den benötigen sie nun nicht mehr.

ABSCHLUSSRITUALE

Das Schönste (ab 3 Jahren)

Alle stehen im Kreis und jeder darf mit einem Satz sagen, was ihm am besten gefallen hat.

Der Spruch (ab 3 Jahren)

Alle stehen im Kreis und sprechen gemeinsam: Auf Wiedersehn, auf Wiedersehn, wir müssen jetzt nach Hause gehn. Es war sehr schön im grünen Wald. Drum kommen wir auch wieder bald. Auf Wiedersehn, auf Wiedersehn, wir müssen jetzt nach Hause gehn.

Einen Steinhaufen schichten (ab 3 Jahren)

Jeder sammelt unterwegs einen Stein. Diese werden zum Abschluss zu einem kleinen Haufen aufgeschichtet. Jeder darf beim Legen seines Steins sagen, wofür er sich beim Wald für den heutigen Tag bedankt.

Sorgen wegwerfen (ab 5 Jahren)

Alle suchen sich einen Stein, dem sie einen heimlichen Kummer oder ein Problem zuflüstern. Dann werfen sie ihn so weit es geht in den Wald, damit sich ihre Sorgen verflüchtigen.

Gemeinsame Erlebnisse austauschen (ab 6 Jahren)

Material: ein Redestab (oder ein Redestein)

Alle stehen im Kreis. Wer den Redestab hat, darf von seinen Erlebnissen und Eindrücken erzählen. Die anderen hören schweigend zu. Dann wird der Stab an den Nachbarn weitergegeben und der kann sagen, was ihm wichtig erscheint.

Die Aufgabe der Umgebung ist es nicht, das Kind zu formen,

sondern ihm zu erlauben,
sich zu offenbaren.

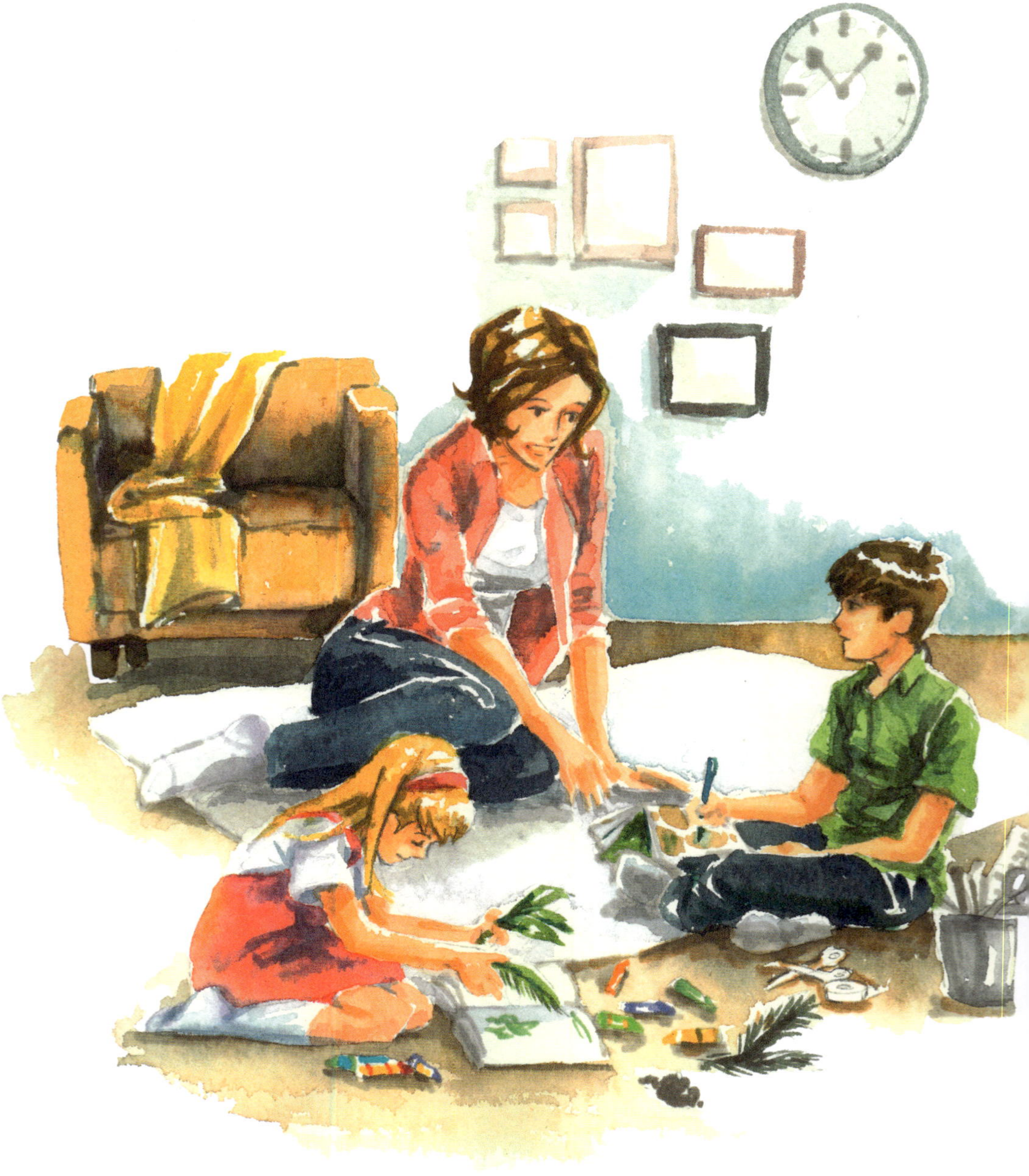

HIER IST PLATZ FÜR DEINE ERINNERUNGEN AN VIELE ÜBER-STANDENE ABENTEUER, GELUNGENE SPIELIDEEN UND PURE LEBENSFREUDE

Ganz gleich, wie schön es war – leider neigt unser Gedächtnis dazu, nach und nach einige Sachen zu vergessen. Damit das nicht passiert, macht es Sinn, sich einen Platz für solche Erinnerungen zu schaffen, die man behalten möchte. Ein Erlebnistagebuch ist die optimale Lösung dafür. Hier ist Platz für Beschreibungen von überstandenen Abenteuern und Schnappschüsse, die beim Lösen von Aufgaben gemacht wurden. Fotos von erschaffenen Kunstwerken oder Reste getrockneter Pflanzen können das Ganze weiter ausschmücken. Wenn sich am nächsten Tag noch Zeit findet, können die frischen Eindrücke in gemalten Bildern festgehalten werden. Vervollständigt wird alles mit entsprechenden Kommentaren und gewonnenen Erkenntnissen. So bleibt ein ganz besonderer Tag auf ewig in lebendiger Erinnerung und das gute Gefühl, das sich beim Waldbaden eingestellt hat, kann jederzeit wieder hervorgeholt werden.

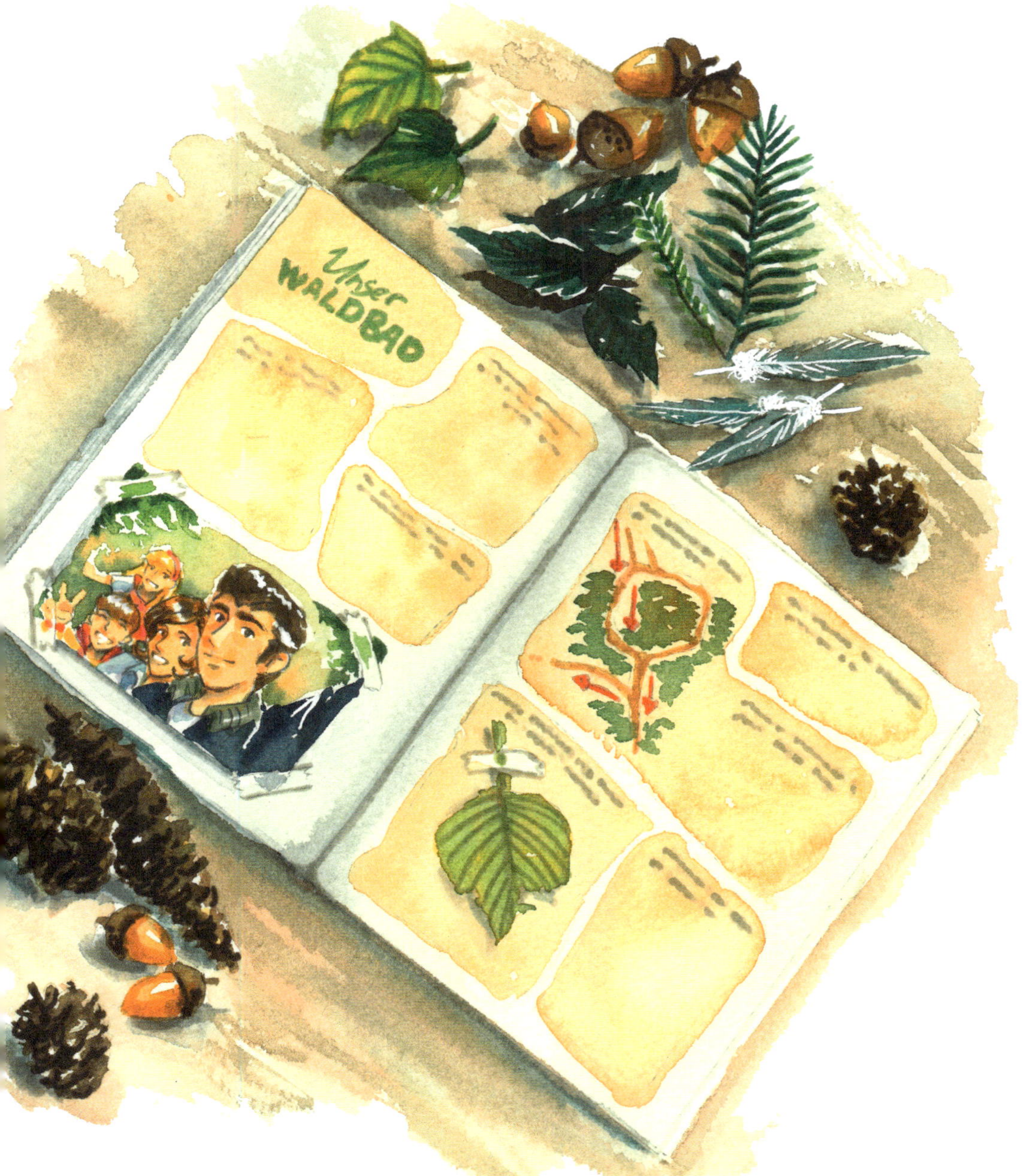
Unser
WALDBAD

Unser WALDBAD

festgehalten auf 6 Seiten

An welchem Tag sind wir Waldbaden gegangen? Datum, Wochentag, Jahreszeit?

Wer war alles von der Familie mit dabei? Hast du auch Freunde mitgenommen? Habt ihr ein Foto gemacht? Klebe das Foto unten ein.

Wie war das Wetter? Hat die Sonne geschienen oder lag alles voller Schnee?

Klebe hier ein Foto von deinem Walderlebnis ein. Zum Beispiel ein Gruppenfoto.

Diesen Weg wollten wir eigentlich gehen. Zeichne den Weg auf.

Was hattest du alles mit dabei? Stöbere in deinem Rucksack!

Aber diesen Weg bist du dann tatsächlich gegangen. Zeichne den Weg auf.

Hast du Spuren entdeckt? Vielleicht von Tieren? Zeichne sie auf oder beschreibe sie.

Oder hast du vielleicht die Tiere selbst auch gesehen? Erzähl!

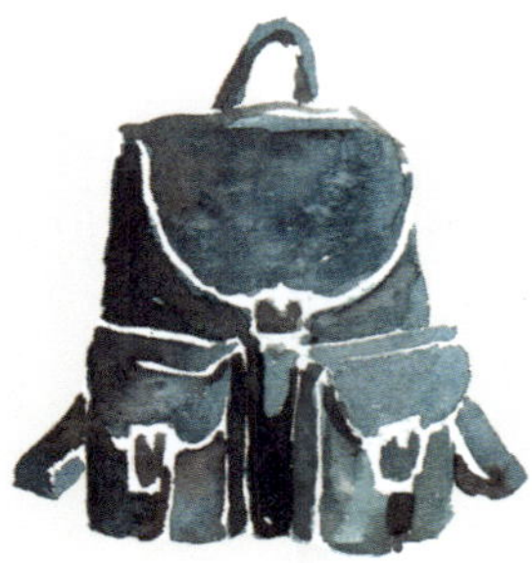

Hast du vielleicht irgendwelche Vogelfedern gefunden? Oder schöne Blätter von Bäumen mitgenommen? Klebe sie hier ein.

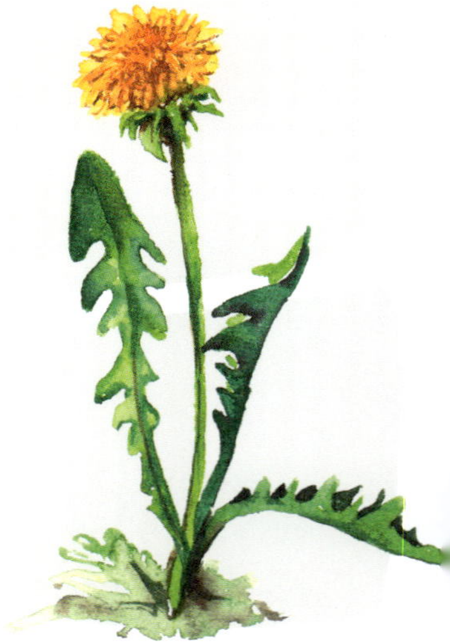

Was hast du noch alles im Wald gefunden?

Hast du aus den Dingen, die du gefunden hast, vielleicht etwas gebastelt?

Ihr habt bestimmt ein Picknick gemacht und euch gestärkt. Was gab es Leckeres zu essen und trinken?

Habt ihr irgendwelche Aufgaben aus dem zweiten Teil des Buches im Wald gemacht? Erzähle hier davon.

Welche Aufgabe hat dir am besten gefallen und warum?

Welche Aufgabe war die größte Herausforderung?

Gibt es etwas, das dir gar nicht gefallen hat?

Was war das Schönste am heutigen Walderlebnis?

Hier ist jede Menge Platz für viele weitere Gedanken, Skizzen,
Notizen und für Dinge, die du noch einkleben möchtest.

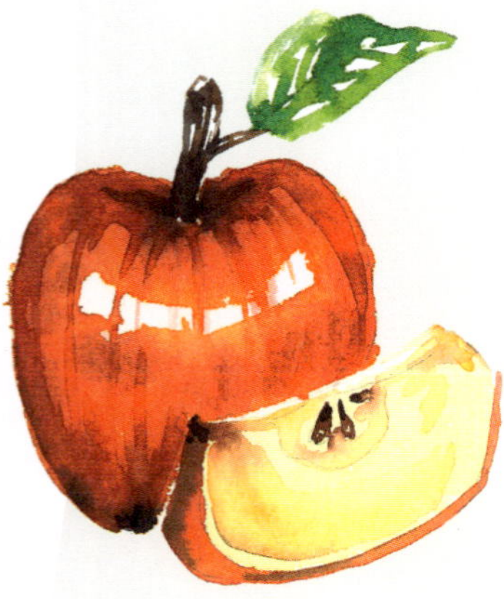

Wow

DAS WAR EIN TOLLES WALDERLEBNIS!

Schau es dir immer wieder an, um dich daran zu erinnern!

Unser WALDBAD

festgehalten auf 6 Seiten

An welchem Tag sind wir Waldbaden gegangen? Datum, Wochentag, Jahreszeit?

Wer war alles von der Familie mit dabei? Hast du auch Freunde mitgenommen? Habt ihr ein Foto gemacht? Klebe das Foto unten ein.

Wie war das Wetter? Hat die Sonne geschienen oder lag alles voller Schnee?

Klebe hier ein Foto von deinem Walderlebnis ein. Zum Beispiel ein Gruppenfoto.

Was hattest du alles mit dabei?
Stöbere in deinem Rucksack!

Diesen Weg wollten wir eigentlich gehen. Zeichne den Weg auf.

Aber diesen Weg bist du dann tatsächlich gegangen. Zeichne den Weg auf.

Hast du Spuren entdeckt? Vielleicht von Tieren? Zeichne sie auf oder beschreibe sie.

Oder hast du vielleicht die Tiere selbst auch gesehen? Erzähl!

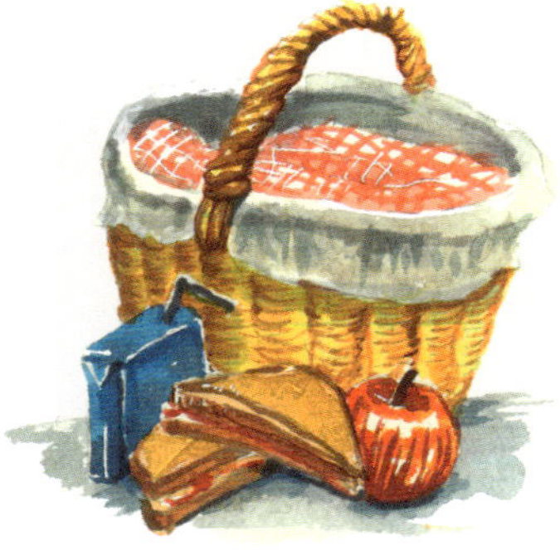

Hast du vielleicht irgendwelche Vogelfedern gefunden? Oder schöne Blätter von Bäumen mitgenommen? Klebe sie hier ein.

Was hast du noch alles im Wald gefunden?

Hast du aus den Dingen, die du gefunden hast, vielleicht etwas gebastelt?

Ihr habt bestimmt ein Picknick gemacht und euch gestärkt. Was gab es Leckeres zu essen und trinken?

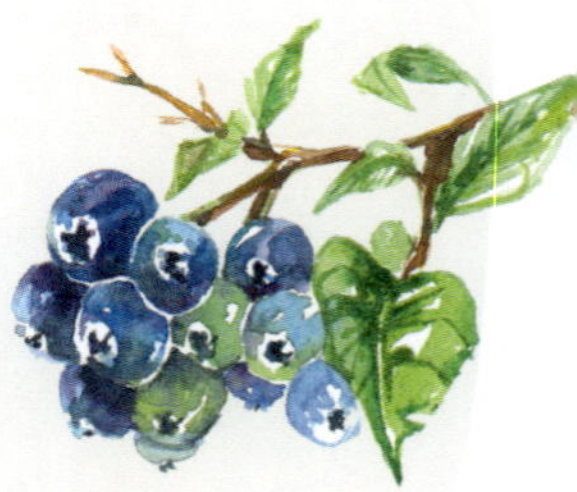

Habt ihr irgendwelche Aufgaben aus dem zweiten Teil des Buches im Wald gemacht? Erzähle hier davon.

Welche Aufgabe hat dir am besten gefallen und warum?

Welche Aufgabe war die größte Herausforderung?

Gibt es etwas, das dir gar nicht gefallen hat?

Was war das Schönste am heutigen Walderlebnis?

Hier ist jede Menge Platz für viele weitere Gedanken, Skizzen, Notizen und für Dinge, die du noch einkleben möchtest.

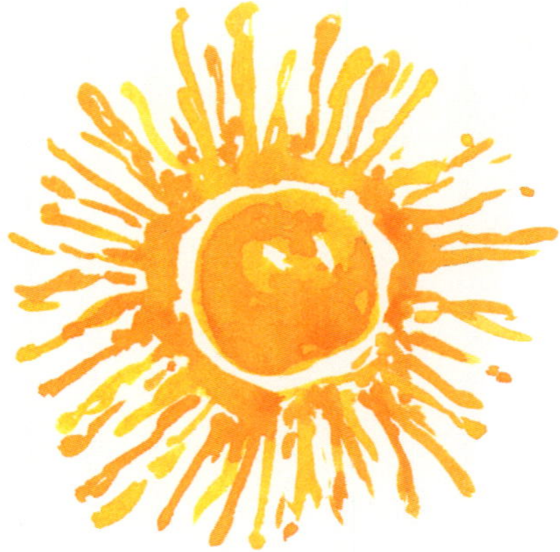

Wow

DAS WAR EIN TOLLES WALDERLEBNIS!

Schau es dir immer wieder an, um dich daran zu erinnern!

Unser WALDBAD

festgehalten auf 6 Seiten

An welchem Tag sind wir Waldbaden gegangen? Datum, Wochentag, Jahreszeit?

Wer war alles von der Familie mit dabei? Hast du auch Freunde mitgenommen? Habt ihr ein Foto gemacht? Klebe das Foto unten ein.

Wie war das Wetter? Hat die Sonne geschienen oder lag alles voller Schnee?

Klebe hier ein Foto von deinem Walderlebnis ein. Zum Beispiel ein Gruppenfoto.

Diesen Weg wollten wir eigentlich gehen. Zeichne den Weg auf.

Was hattest du alles mit dabei? Stöbere in deinem Rucksack!

Aber diesen Weg bist du dann tatsächlich gegangen. Zeichne den Weg auf.

Hast du Spuren entdeckt? Vielleicht von Tieren? Zeichne sie auf oder beschreibe sie.

Oder hast du vielleicht die Tiere selbst auch gesehen? Erzähl!

Hast du vielleicht irgendwelche Vogelfedern gefunden? Oder schöne Blätter von Bäumen mitgenommen? Klebe sie hier ein.

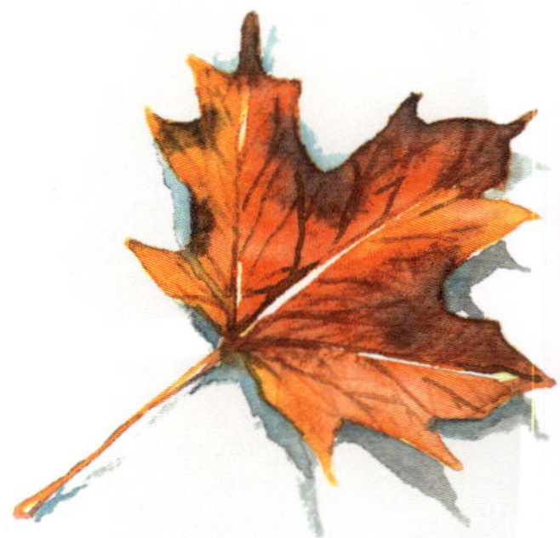

Was hast du noch alles im Wald gefunden?

Hast du aus den Dingen, die du gefunden hast, vielleicht etwas gebastelt?

Ihr habt bestimmt ein Picknick gemacht und euch gestärkt. Was gab es Leckeres zu essen und trinken?

Habt ihr irgendwelche Aufgaben aus dem zweiten Teil des Buches im Wald gemacht? Erzähle hier davon.

Welche Aufgabe hat dir am besten gefallen und warum?

Welche Aufgabe war die größte Herausforderung?

Gibt es etwas, das dir gar nicht gefallen hat?

Was war das Schönste am heutigen Walderlebnis?

Hier ist jede Menge Platz für viele weitere Gedanken, Skizzen, Notizen und für Dinge, die du noch einkleben möchtest.

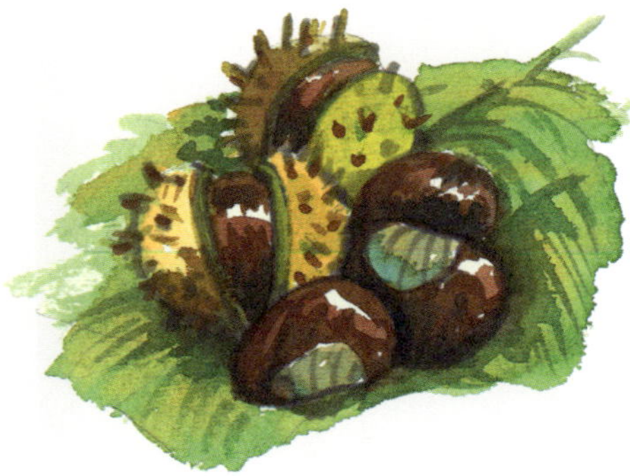

Wow

DAS WAR EIN TOLLES WALDERLEBNIS!

Schau es dir immer wieder an, um dich daran zu erinnern!

Unser WALDBAD

festgehalten auf 6 Seiten

An welchem Tag sind wir Waldbaden gegangen? Datum, Wochentag, Jahreszeit?

Wer war alles von der Familie mit dabei? Hast du auch Freunde mitgenommen? Habt ihr ein Foto gemacht? Klebe das Foto unten ein.

Wie war das Wetter? Hat die Sonne geschienen oder lag alles voller Schnee?

Klebe hier ein Foto von deinem Walderlebnis ein. Zum Beispiel ein Gruppenfoto.

Diesen Weg wollten wir eigentlich gehen. Zeichne den Weg auf.

Was hattest du alles mit dabei? Stöbere in deinem Rucksack!

Aber diesen Weg bist du dann tatsächlich gegangen. Zeichne den Weg auf.

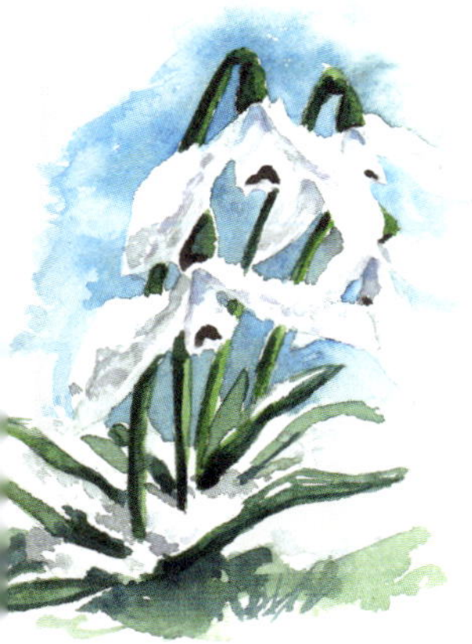

Hast du Spuren entdeckt? Vielleicht von Tieren? Zeichne sie auf oder beschreibe sie.

Oder hast du vielleicht die Tiere selbst auch gesehen? Erzähl!

Hast du vielleicht irgendwelche Vogelfedern gefunden? Oder schöne Blätter von Bäumen mitgenommen? Klebe sie hier ein.

Was hast du noch alles im Wald gefunden?

Hast du aus den Dingen, die du gefunden hast, vielleicht etwas gebastelt?

Ihr habt bestimmt ein Picknick gemacht und euch gestärkt. Was gab es Leckeres zu essen und trinken?

Habt ihr irgendwelche Aufgaben aus dem zweiten Teil des Buches im Wald gemacht? Erzähle hier davon.

Welche Aufgabe hat dir am besten gefallen und warum?

Welche Aufgabe war die größte Herausforderung?

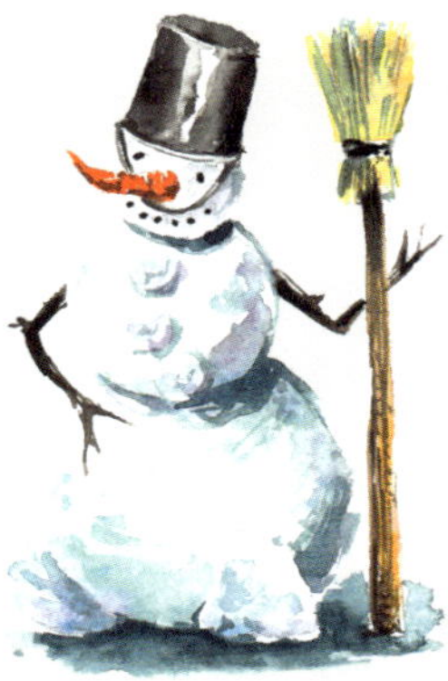

Gibt es etwas, das dir gar nicht gefallen hat?

Was war das Schönste am heutigen Walderlebnis?

Hier ist jede Menge Platz für viele weitere Gedanken, Skizzen,
Notizen und für Dinge, die du noch einkleben möchtest.

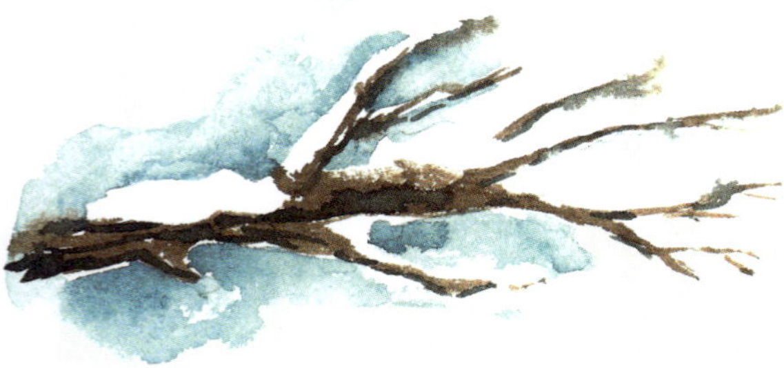

Wow

DAS WAR EIN TOLLES WALDERLEBNIS!

Schau es dir immer wieder an, um dich daran zu erinnern!

ÜBER DIE AUTOREN

Jasmin Schlimm-Thierjung ist systemischer Life-Coach, Therapeutin, staatlich anerkannte Jugend- und Heimerzieherin, Supervisorin, Betriebswirtin für Gesundheit und Sozialwesen sowie Mentaltrainerin. Mit ihrem breiten Wissen aus Wirtschaft und Sozialwesen und vielen weiteren Qualifikationen begleitet sie Privatpersonen und Unternehmen im Rahmen von individuellen Coachings sowie im ganzheitlichen Betrieblichen Gesundheitsmanagement, Ausbildungen, Seminaren und Persönlichkeitsentwicklungsreisen. Außerdem unterrichtet sie als Dozentin an verschiedenen Akademien sowie an ihrer eigenen Akademie für Waldbaden und Gesundheit. Die gebürtige Pfälzerin lebt mit ihrem Partner und ihrer Patchworkfamilie in Landau. Ihre eigene bewegte Geschichte hat zu einem ihrer beruflichen Schwerpunkte geführt, der Arbeit mit Paaren und Familien sowie Einzelpersonen in der Natur, die bei ihr ein buntes Angebot finden, um das Leben glücklicher und harmonischer zu erleben.

Cornelia Wriedt ist Qigong-Lehrerin, Kursleiterin für Waldbaden und Autorin. Sie hat einige Sachbücher und Romane verfasst. Mit dem Waldbaden schafft sie sich wertvolle Zeit, um Energie zu tanken und neue Ideen zu sammeln. Es bietet uns eine ideale Möglichkeit, um zur Ruhe zu kommen, findet sie.

ÜBER DIE DEUTSCHE AKADEMIE FÜR WALDBADEN UND GESUNDHEIT

deutsche akademie für waldbaden & gesundheit

Die deutsche Akademie für Waldbaden wurde von Annette Bernjus und Jasmin Schlimm-Thierjung 2018 gegründet, um die Ausbildung der teilnehmenden Kursleiter/-innen auf ein hohes und einheitliches Niveau zu heben. Seit 2019 ging die Akademie auf Jasmin Schlimm-Thierjung über und wurde um den ganzheitlichen Ausbildungsbereich Gesundheit erweitert. Hier werden umfassendes Wissen, sachliche Kompetenz und wertvolle praktische Erfahrungen gelehrt. Ebenfalls wurde das Qualitätssiegel für Aus- und Weiterbildung verliehen und die Konzepte nach dem Leitfaden des Präventionsgesetz nach Paragraph 20 Absatz 2 im SGB 5 der Krankenkasse anerkannt.

ÜBER LIPPLERBOOKZ

Lipplerbookz, das sind Anja Lippler und Kai-Uwe Lippler. Wir lieben Bücher! Wir lesen gerne und bewusst auf Papier und halten Bücher gerne in der Hand. 2019 haben wir uns dazu entschlossen, unserer Berufung für Gedrucktes mit der Gründung unseres Buchverlages zu folgen.

Mit unseren Büchern erreichen wir auch junge Generationen und legen dabei Wert auf eine optisch hochwertige, zeitgemäße Gestaltung sowie eine haptische und wertvolle Umsetzung. Lipplerbookz werden mit viel Liebe und Leidenschaft in der Pfalz für deine Region erdacht, gestaltet und produziert – nachhaltig mit Papier aus verantwortungsbewussten Quellen und klimaneutralem Druck. Bücher sind beständig und deshalb tragen wir mit ganzem Herzen dazu bei, dass es auch eine Zukunft für Bücher gibt.

Inhaltlich sind unsere Bücher bei den Themen Achtsamkeit, Regionalität und Unternehmertum angesiedelt. Unsere nach und nach wachsende Buchkollektion findest du immer auf unserer Webseite www.lipplerbookz.de oder beim Buchhändler deines Vertrauens.

Anja & Kai-Uwe Lippler

WERDEN SIE KURSLEITER!

Sie haben erfahren, dass die Ruhe und Unaufgeregtheit der Natur sich im Wald gut genießen lässt, und möchten Menschen in den Wald und die Natur begleiten? Profitieren Sie von unseren langjährigen Erfahrungen im Bereich Waldbaden, Resilienz und Achtsamkeit. Nehmen Sie an unseren Ausbildungen teil und werden Sie selbst Kursleiter. Tausende zufriedene Teilnehmer haben bereits eine Ausbildung bei der Deutschen Akademie für Waldbaden und Gesundheit absolviert.

Wir bieten folgende Kurse, Seminare, Reisen und Ausbildungen an:

- Kursleiter für Waldbaden – Achtsamkeit im Wald
- Inhouse-Schulung/Angebote u.a. für Firmen, Hotels, Schulen und Kindergärten, Touristikzentren, Reha-Einrichtungen & Kliniken
- Natur-Resilienz-Trainer
- Medizinischer Kinder- und Jugendtrainer/Erwachsenen-Trainer für Naturgestützte Entwicklungsförderung
- Ausbildung Natur- & Achtsamkeitstrainer; Natur-Entspannungstrainer
- Workshop Outdoor-Küche, Erlebniskochen für Paare und Familien
- Seminare für Paare und Einzelpersonen sowie Familien-, Organisations- & Strukturstellen
- Mentaltraining mit dem Weg des Bogens, Mentaltraining mit Golf
- „Meine Visions-Zielsuche" im Kloster Esthal, Biografiearbeit im Kloster
- Zurück zu MIR selbst – Selbstfindungsseminare
- Aufbaumodul „Waldbaden im Winter in Lappland" – „Mystisches Waldbaden" in Schottland
- Kurs- und Seminarleiter Indoor/Outdoor, Ausbildung zum Natur-Coach
- Indian Balance Instructor für Erwachsene und Kinder
- Sicherheitstraining zum Erkennen von Gefahren im Wald
- Kräuterkurs und Waldbaden-Extrem sowie andere Natur-Erlebnisse

Wenn Sie Fragen zu unseren Ausbildungen oder Seminaren haben, oder sich entschieden haben mit uns zu Reisen, dann scheuen Sie sich nicht uns zu kontaktieren unter info@waldbaden-akademie.de.

Waldbaden Live erleben können Sie bei uns! Professionell ausgebildete Kursleiter finden Sie europaweit in unserem Netzwerk unter: www.netzwerk-waldbaden.com

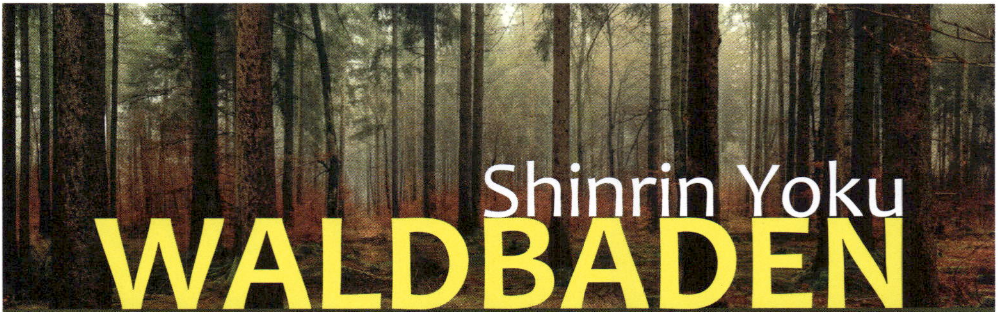

Die gesundheitsfördernde Wirkung des Waldes ist in Japan schon seit den 80er-Jahren Trend. Dort ist Waldbaden eine anerkannte Präventionstherapie für gestresste Menschen.

Sie genießen mit Waldbaden den Wald mit allen Sinnen und spüren, wie tief der Mensch mit dem Wald verbunden ist... Wollen Sie andere dafür begeistern?

deutsche akademie für waldbaden & gesundheit
www.waldbaden-akademie.com

WIR BILDEN AUS:

- Kursleiter Waldbaden (Erwachsene, Kinder, Jugendliche)
- Medizinsch Therapeutischer Kursleiter für naturgestützte Entwicklungsförderung (Auch Erwachsene, Kinder, Jugendliche)
- Natur- und Achtsamkeitstrainer
- Natur-Resilienz-Trainer

Ausbildungsorte: Deutschland, Schweiz und Österreich

Ausbildungen
Fortbildungen
Seminarreisen

Aufbaumodule
Netzwerk
Kongress

Unsere Ausbildungen finden im Rahmen von Fortbildungs- und Studienreisen statt. Zudem bieten wir Inhouse-Schulungen in Kliniken, Kitas und sozialen Einrichtungen.

Für unsere Ausbildungen und Bildungsreisen können Förderungen beantragt werden. Sprechen Sie uns an!

Deutsche Akademie für Waldbaden
Bornergasse 15 | 76829 Landau
Tel.: 06341 708 00 60
info@waldbaden-akademie.com

Bildungsfreistellung und Prämiengutscheine können bei uns angerechnet werden.

Viele unserer Kurse sind als Prävention nach §20 Abs. 2 SGB 5 Krankenkassen zertifiziert.

DCG
Deutsche Coaching Gesellschaft e.V.

Bundesverband für Gesundheitsberater e.V.

IMPRESSUM

LIPPLER BOOKZ

Lipplerbookz Buchverlag GbR
Kai-Uwe & Anja Lippler
Friedensstraße 40
76855 Annweiler
Telefon 06346 9039689
hallo@lipplerbookz.de

Besuchen Sie uns digital:
www.lipplerbookz.de

Facebook & Instagram:
Lipplerbookz

Printed in Germany

ISBN 978-3-948880-00-2

Autoren

Jasmin Schlimm-Thierjung
Cornelia Wriedt

Produktionsleitung

Stefan Hitschler, Rhodt unter Rietburg

Konzeption, Layout, Satz, Gestaltung, Produktion und Projektmanagement

Kaisers Ideenreich
Traminerweg 7
76835 Rhodt unter Rietburg
www.kaisers-ideenreich.de

Illustrationen

Diana Lazaru, Mannheim

Korrektorat

Andreas Lenz, Heidelberg

Schriften

FF Mark von FontFont
Nexa Rust von Fontfabric
Madelyn von Fontfabric

Papiere

Peydur lissé 135 g (Umschlag)
Surbalin glatt 115 g (Vor- und Nachsatz)
Maxioffset 140 g (Inhalt)

Druck und Verarbeitung

NINO Druck GmbH,
Neustadt an der Weinstraße

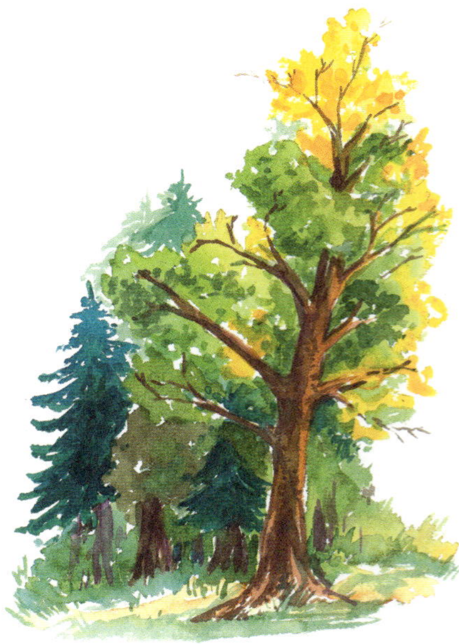

Klimaneutral
Druckprodukt
ClimatePartner.com/53203-2007-1010

FSC
www.fsc.org
MIX
Papier aus verantwortungsvollen Quellen
FSC® C006655